Vegetarisch essen -
Fleisch vergessen

Ärztlicher Ratgeber
für Vegetarier und Veganer

Vegetarisch essen - Fleisch vergessen

Ärztlicher Ratgeber für Vegetarier und Veganer

Dr. med. Hans-Günter Kugler
Dr. med. Arno Schneider

Gabriele-Verlag
Das Wort

Der freie universale Geist ist
die Lehre der Gottes- und Nächstenliebe
an Mensch, Natur und Tieren

Gabriele-Verlag Das Wort GmbH
Max-Braun-Str. 2, 97828 Marktheidenfeld
Tel. 09391/504-135, Fax 09391/504-133
www.gabriele-verlag.de

Druck: KlarDruck GmbH, Marktheidenfeld

ISBN 978-3-89201-367-9

Inhalt

Vorwort

Als die erste Auflage dieses Ratgebers auf den Markt kam, gab es im deutschsprachigen Raum nur wenig Literatur über vegetarische und vegane Ernährung. Mittlerweile ist die vegetarische und vegane Ernährung salonfähig geworden, ja, jedes gute Restaurant hat zumindest 1-2 gute vegetarische Menüs auf der Speisekarte. Viele junge Menschen wurden in den letzten Jahren Vegetarier, aus Überzeugung für eine bessere Welt.
Dennoch fehlt es nach wie vor an guten, fundierten Informationen für Menschen, die sich entweder bereits vegetarisch ernähren oder kein Fleisch, keinen Fisch oder auch keine Milchprodukte mehr essen möchten. Daher haben wir diesen Ärztlichen Ratgeber für die nunmehr vierte Auflage überarbeitet. Einige Kapitel wurden völlig neu geschrieben, da es neue Fakten gibt, andere auf der Basis der neuesten wissenschaftlichen Erkenntnisse angepasst.
Völlig neu wurde das Kapitel „Fisch" in dieses Handbuch aufgenommen, da gerade hier noch viele Meinungen über die Gesundheit des Fischkonsums vorhanden sind, nach wie vor der Fischkonsum als gesund propagiert wird, es dafür aber wissenschaftlich kaum haltbare Fakten gibt. Und das, obwohl der Fischfang schon jetzt zu verheerenden Folgen in den Weltmeeren geführt hat, die höchstwahrscheinlich nicht mehr rückgängig gemacht werden können.

Die hier aufgeführten Fakten können Menschen, die Vegetarier werden wollen, eine Hilfestellung geben, wie man als Vegetarier gut und gesund leben kann. Es gibt des Weiteren Argumente an die Hand gegenüber jenen, die unverbesserlich an antiquierten Vorstellungen festhalten, Fleisch- und Fischkonsum sei für unsere Ernährung erforderlich. Es zeigt auf, dass die vegetarische Ernährung die beste Lebensform überhaupt ist und dass der Fleisch- und Fischkonsum eine Unzahl von negativen Folgen hat – für unsere eigene

Gesundheit, bezüglich der Zerstörung unserer Umwelt sowie im Hinblick auf den Hunger in der Welt und die Grausamkeit gegenüber Menschen und Tieren, die Gleichgültigkeit gegenüber der Not anderer. Wer sich aufgrund der in diesem Buch dargestellten Tatsachen und Zusammenhänge seine Gedanken macht, wird nicht um die Feststellung herum kommen, dass jeder, der Fleisch oder Fisch isst, mitverantwortlich ist für all die unheilvollen Gegebenheiten, die hier nur kurz genannt sind.

Die Verfasser des vorliegenden Buches sind seit vielen Jahren Vegetarier. Sie lehnen den Fleisch- und Fischkonsum in erster Linie aus ethischen Gründen ab. Sie sind aber auch Ärzte, die sich schon sehr lange intensiv mit einer gesunden Ernährung befassen – denn falsche Ernährung ist eine wesentliche Ursache für eine Vielzahl von Krankheiten. Ihre vielfältigen Erfahrungen und profunden Erkenntnisse führten uneingeschränkt zu dem Ergebnis, dass auch aus medizinischer Sicht die vegetarische Ernährung die beste zu empfehlende allgemeine Ernährungsform darstellt und dass Fleisch- und Fischnahrung aus wissenschaftlicher Sicht nicht nur völlig unnötig, sondern, ganz im Gegenteil, ein entscheidender krankmachender Faktor unserer heutigen Gesellschaft ist.

Vegetarisch essen – Fleisch und Fisch vergessen: zum eigenen Wohl und zum Wohl unserer Mutter Erde, der ganzen Schöpfung; für eine gemeinsame Zukunft für Menschen, Natur und Tiere.

Globale Auswirkungen des Fleischkonsums

Wer sich für Klimawandel und Klimaschutz interessiert, dem dürfte nicht entgangen sein, dass der CO_2-Ausstoß permanent ansteigt – ungeachtet aller politischen Absichtserklärungen zur Begrenzung der CO_2-Emissionen. 2012 war der weltweite CO_2-Ausstoß mit 35 Mio. Tonnen so hoch wie nie. Dieser Rekord wird aber bereits 2013 wieder gebrochen werden. Im Mai 2013 hat die CO_2-Konzentration in der Atmosphäre, gemessen auf dem Mount Loa-Vulkan in Hawaii, die Schwelle von 400 ppm überschritten.
Auch eine andere Messgröße ergab 2012 Rekordwerte, nämlich die der weltweiten Fleischproduktion. Nach einer Hochrechnung der Welternährungsorganisation FAO wurden 2012 mehr als 300 Mio. Tonnen Fleisch produziert. Der Pro-Kopf-Konsum lag demnach im globalen Mittel bei 42,5 Kilogramm pro Jahr. In den Industrieländern ist der Fleischkonsum von 2006 bis 2012 zwar minimal gesunken von 81 auf 79 Kilogramm, dafür stieg der Fleischverzehr in den Entwicklungsländern im gleichen Zeitraum an. Dort liegt der Fleischkonsum derzeit bei 32,7 Kilogramm pro Kopf, also immer noch Dimensionen unter dem der Industrieländer. Die Deutschen essen durchschnittlich 60 Kilogramm Fleisch pro Jahr, etwa doppelt so viel wie vor 100 Jahren. Rund 85% der Menschen in Deutschland essen täglich oder nahezu täglich Fleisch.

Im Jahr 2006 publizierte die FAO den Bericht „Livestock's long shadow", eine umfangreiche Dokumentation über die ökologischen Folgen der Viehhaltung. Auf der Basis dieses Berichts kam die FAO zu dem Schluss, dass die Fleischindustrie in erheblichem Umfang zu den Umweltproblemen in der heutigen Zeit beiträgt. Insgesamt wurde der weltweiten Viehhaltung von der FAO ein Anteil von 18% an den Treibhausgas-Emissionen beigemessen. Diese Einschätzung wurde erwartungsgemäß von verschiedenen Seiten in Frage gestellt, mit deutlich höheren, teils aber auch niedrigeren Prozentzahlen. Tatsächlich hängt die geschätzte CO_2-Emission natürlich davon ab, welche Umwelt- und Produktionsfaktoren in die Berechnung mit einfließen.

2010 bezifferte die FAO den Anteil der Agrar- und Ernährungswirtschaft an den globalen Treibhausgasemissionen mit 33%. Eine Auswertung von Daten zur Umweltwirkung der Ernährung in Deutschland (erschienen 2013 als Fachbuch mit dem Titel „Umweltschutz mit Messer und Gabel") zeigt, dass 66% der Treibhausgasemissionen durch den Verbrauch tierischer Produkte, 21% durch den Verbrauch pflanzlicher Produkte und 13% durch den Verbrauch von Getränken bedingt werden.

66% der Treibhausgasemissionen im Bereich Ernährung sind bedingt durch den Verbrauch tierischer Produkte.

Für die Produktion von Futtermitteln, hauptsächlich Soja, benötigt Deutschland eine Fläche von 48.800 Quadratkilometern im Ausland, eine Fläche etwa so groß wie Bayern. Die gesamte EU hat einen Flächenbedarf von 288.000 Quadratkilometern. Das ist eine Fläche fast so groß wie Großbritannien und Irland zusammen. Die für die Massentierhaltung in Deutschland und in der EU nötigen Futtermittel könnten also gar nicht auf den eigenen landwirtschaftlichen Flächen produziert werden. Betrachtet man die CO_2-Emissionen des jährlichen Gesamtverbrauchs in Deutschland, so liegt der Verbrauch von Schweinefleisch an erster Stelle mit 35,6 Mio. Tonnen CO_2, gefolgt von dem Verbrauch von Käse und Quark mit 19,2 Mio. Tonnen CO_2 und dem Verbrauch von Rind- und Kalbfleisch mit 18,2 Mio. Tonnen CO_2. Vergleicht man verschiedene Ernährungsweisen, so entfällt auf die vegane Ernährung der mit Abstand geringste Flächenbedarf, gefolgt von der ovo-lacto-vegetabilen Ernährung.

Für Großbritannien ergeben sich ganz ähnliche Zahlen. Wissenschaftler der University of Cambridge haben 2012 eine Studie über die Klimabilanz der Ernährung in Großbritannien publiziert. Ein Drittel der von Menschen verursachten CO_2-Emissionen ist in Großbritannien auf das zurückzuführen, was Menschen essen und trinken. Die Hälfte der durch Lebensmittel und deren Herstellung verursachten CO_2-Emissionen geht auf die Tierhaltung zurück.

Die Massenproduktion von Billigfleisch hat dramatische Folgen für Mensch und Umwelt, besonders in Südamerika, wo 80% des europäischen Tierfutters angebaut wird. Für die Futterpflanzen werden die brasilianische Waldsavanne, argentinische Nebelwälder und der atlantische Regenwald gerodet. In Brasilien, Argentinien und Paraguay sind bereits mehr als 30% der gesamten Sojaanbaufläche nur für den Export in die EU bestimmt. Zur Herstellung eines einzigen Kilogramms Schweinefleischs werden etwa 10.000 Liter Wasser benötigt, für Rindfleisch sogar rund 15.000 Liter. Dazu muss man wissen, dass 1,1 Mrd. Menschen weltweit keinen Zugang zu sauberem Trinkwasser haben. Außerdem stecken in jedem Kilogramm Rindfleisch 6,5 Kilo Getreide und 36 Kilo Raufutter.

Mengenmäßig wird ca. die Hälfte der weltweiten Getreideernte in der Massentierhaltung verfüttert. Da dieses Getreide der Dritten Welt nicht zur Verfügung steht, sterben laut UNO-Statistik täglich ca. 43.000 Kinder an Hunger: Die Ursache für den Hungertod ist also nicht der Mangel an Nahrung, sondern die falsche Verteilung des Getreides. Die „Produktion“ von Fleisch bedeutet letztlich eine Nahrungsmittelverschwendung. Denn das Getreide wird nicht im Mengenverhältnis 1 zu 1 in Fleisch umgewandelt, sondern man benötigt 7 – 16 Kilo Getreide oder Sojabohnen, um 1 Kilo Fleisch zu erzeugen. Von diesem Blickwinkel aus betrachtet, ist die Massentierhaltung eine Einrichtung zur Vernichtung von Nahrungsmitteln. Um diese Verschwendung noch besser zu verstehen, muss man sich die Zahlen anschauen. In den USA verzehren ca. 8 Milliarden Schlachttiere 80% der Getreideernte. Von den Sojabohnen dienen sogar 90% als Futtermittel.

„Das Vieh der Reichen frisst das Brot der Armen!“ Die weltweite Getreideernte würde ausreichen, alle Menschen auf dieser Erde ausreichend zu ernähren.

In den letzten Jahren wird die Umweltverträglichkeit verschiedener Ernährungsformen mit dem so genannten Flächenfußabdruck bestimmt. Fleisch hat im Vergleich zu anderen Nahrungsmitteln einen besonders großen Fußabdruck. Hamburger mit Pommes und Salat beanspruchen z.B. einen Flächenbedarf von 3,61 Quadratmeter; im Vergleich dazu benötigt Spagetti mit Tomatensoße nur eine Fläche von 0,46 Quadratmetern.

Riesige Mengen von Gülle aus der Massentierhaltung werden zur Umweltbelastung.

Die Massentierhaltung führt zu zahlreichen Umweltproblemen, dazu gehört auch die Entstehung riesiger Mengen von Gülle, die zunehmend zu einer Umweltbelastung werden. Die 26,9 Mio. Schweine und 12,7 Mio. Rinder in Deutschland produzieren Unmengen von Ausscheidungen, die natürlich in irgendeiner Form entsorgt werden müssen. Jahr für Jahr landen auf deutschen Äckern und Wiesen mehr als 200 Mio. Tonnen Gülle. Das Grundwasser in Deutschland ist daher stärker mit Nitrat belastet als in fast allen anderen EU-Ländern. An rund 50% der Messstationen überschritt der Nitratgehalt den geltenden Grenzwert, nur Malta hatte noch schlechtere Werte.

Gülle ist aus mehreren Gründen sehr problematisch. Es gibt Hinweise, dass die Ernährung mit Kraftfutter statt Gras und Heu bei den Kühen zu einer Übersäuerung der Gülle führt, die dann wiederum die Vermehrung von krankheitsauslösenden Keimen wie EHEC fördert. Mit der Gülle kommen auch große Mengen an Tierarzneimitteln wie Antibiotika auf die Böden. Dies ist auch ein wichtiger Grund für die zunehmende Verbreitung antibiotikaresistenter Keime.

In der industriellen Massentierhaltung werden riesige Mengen an Antibiotika eingesetzt, allein in Deutschland sind es ca. 1.700 Tonnen jährlich, fast sieben Mal so viel wie in den Krankenhäusern. Insgesamt werden in der Humanmedizin in Deutschland jährlich 816 Tonnen Antibiotika verwendet. Der massive Einsatz von Antibiotika führt dazu, dass immer mehr Keime gegen immer weitere Antibiotika resistent werden, weil die Bakterien ständig neue Strategien entwickeln, um den

Angriffen mit diesen Wirkstoffen zu widerstehen. Die Epidemiologin Dr. med. Angela Spelsberg, ärztliche Leiterin des Tumorzentrums Aachen e.V., hat im Auftrag der Bundestagsfraktion „Bündnis 90, die Grünen" ein Gutachten erstellt mit dem Titel „Folgen des massenhaften Einsatzes von Antibiotika in Human- und Veterinärmedizin". Wesentliche Aussagen dieses Gutachten sind:
Epidemiologische Daten zeigen eine weltweit zunehmende Verbreitung multiresistenter Erreger bei Mensch und Tier. Die antimikrobielle Resistenz muss heute als eines der wichtigsten Public Health Probleme angesehen werden. Es gibt zunehmend Warnungen, dass wir durch die ungebremste Zunahme der Resistenzentwicklung quasi vor einem postantibiotischen Zeitalter stehen.
Es besteht zunehmende Gefahr, dass Infektionserkrankungen nicht mehr behandelt werden können. Etwa 10.000 bis 30.000 Menschen in Deutschland sterben jährlich an Infektionen, die oftmals durch multiresistente Keime verursacht werden. Besonders problematisch sind die sogenannten Extended-Spectrum-Lactamase (ESBL)-bildenden Bakterien. Sie sind multiresistent und durch die unterschiedlichen Antibiotikagruppen kaum noch behandelbar. Vier bis acht Prozent der Bevölkerung tragen mittlerweile diese Keime in sich, somit sind etwa 6,4 Mio. Deutsche betroffen. Der Übertragungsweg ist neben dem direkten Kontakt zu den Tieren der Konsum von belasteten Lebensmitteln, insbesondere Fleisch. Beim Verzehr von rohem Fleisch gelangen die Keime in den Magen-Darm-Trakt und können ihre Resistenz-Genanteile auch auf andere Darmbakterienstämme übertragen.

Eine weitere antibiotikaresistente Gruppe sind die Methicillinresistenten Staphylococcusaureus (MRSA)-Keime. Sie kommen in fast jedem größeren Massentierhaltungs-Stall vor. Die ARD berichtete am 12.05.2013 in der Sendung „Antibiotika in der Tierhaltung", dass in Krankenhäusern in letzter Zeit vermehrt ein multiresistenter Keim auftaucht, der sich unzweifelhaft in Tierställen entwickelt hat. Der MRSA vom Typ ST398 stammt ursprünglich vom Menschen und wurde auf Tiere übertragen. Zu diesem Zeitpunkt war er noch nicht multiresistent. Durch den massiven Einsatz von Antibiotika in der industriellen Tierhaltung haben die Staphylokokken verschiedene Resistenzen entwickelt und kehren nun zum Menschen zurück.
In der industriellen Tierzucht und Tiermast ist der Antibiotikaeinsatz längst die Regel, nicht mehr die Ausnahme. Untersuchungen in Hähnchenmastställen in Nordrhein-Westfalen konnten nachweisen, dass in über 90 Prozent der Bestände die Tiere Antibiotika erhielten, im Durchschnitt über eine Woche lang. Dazu muss

man wissen, dass Masthähnchen nur eine Lebensdauer von rund fünf Wochen haben. 50 bis 70 Prozent der Schweineställe sind mit MRSA vom tierspezifischen Typ ST398 verseucht. 87 Prozent der Landwirte und Tierärzte, die in diesen Ställen arbeiten, sind bereits von diesem MRSA-Stamm besiedelt. Untersuchungen des Robert-Koch-Instituts haben gezeigt, dass im Auftauwasser tiefgekühlter Masthähnchen erhebliche Mengen der multiresistenten Keime vorlagen, etwa 30 Prozent der Proben waren positiv. Das Bundesinstitut für Risikobewertung fand MRSA sogar auf Frischfleisch. Sowohl Rind, Schwein, Geflügel als auch Lammfleisch waren belastet. Bei Putenfleisch waren 42 Prozent der Proben kontaminiert. Aus diesem Grund empfiehlt das Robert-Koch-Institut, Geflügelfleisch nur noch mit Einmalhandschuhen zuzubereiten. Mit Tierkot, der als Dünger auf die Felder ausgebracht wird, können MRSA und ESBL auch auf Gemüse gelangen, da diese Erreger im Erdreich über Monate überdauern können.

In der Zusammenfassung ihres Gutachtens stellt die Epidemiologin Angela Spelsberg die Frage: „Was kann getan werden?“ Sie empfiehlt die Beendigung des massenhaften Einsatzes von Antibiotika bei gesunden Tieren als Hauptverursacher für die antimikrobielle Resistenz bei Mensch und Tier. Zur Beendigung der Massenmedikation von Tieren müsse die industrielle Tierhaltung mittelfristig überwunden werden. Das Fazit des Gutachtens ist, dass die Vertretbarkeit der gegenwärtigen Bedingungen in der Tiermast dringend neu zu bewerten sei.

Antibiotikaresistenzen sind aber keineswegs nur ein Problem in Deutschland. Spiegel online informierte am 17. September 2013 unter der Überschrift „Wir stehen vor einer Katastrophe“ über einen Bericht der US-Seuchenschutzbehörde Centers for Disease Control and Prevention (CDC). Erstmalig hat die US-Regierung schätzen lassen, wie viele Menschen in den USA jedes Jahr an Infektionen mit Bakterien sterben, die gegen mehrere Antibiotika resistent sind.

Der Bericht der CDC will auf das Problem zunehmender Antibiotikaresistenzen aufmerksam machen. Die Infektiologin Helen Boucher von der Tufts University umschrieb die Situation mit dem Satz „Wir stehen vor einer Katastrophe“. Die CDC betrachtet in ihrem Bericht die 17 bedenklichsten antibiotikaresistenten Bakterien. Allein in den USA infizieren sich mehr als 2 Mio. Menschen jahrlich mit diesen Erregern, mindestens 23.000 sterben daran. Die CDC schätzt, dass in den USA bis zur Hälfte der verschriebenen Antibiotika unnötig oder falsch eingesetzt werden.

In der Tierzucht werden die Mittel auch vorbeugend genutzt oder mit dem Ziel, das Wachstum der Tiere zu fördern. Die Entwicklung von Resistenzen gegen Antibiotika kann in einem erschreckend schnellen Tempo geschehen.

Referenzen:

- Dr. med. Angela Spelsberg: Folgen des massenhaften Einsatzes von Antibiotika in Human- und Veterinärmedizin; Gutachten im Auftrag der Bundestagsfraktion Bündnis 90/ Die Grünen, September 2013
- DasErste.de, 12.05.2013: Antibiotika in der Tierhaltung
- SpiegelOnlne, 17.09.2013: „Wir stehen vor einer Katastrophe"

Da der Fleischkonsum in hohem Maße Klima und Umwelt belastet, ergeben sich daraus für den Menschen zusätzliche gesundheitliche Risiken, die nicht unmittelbar mit dem Fleischverzehr zusammen hängen. Der Klimawandel z.B. führt zu einer Zunahme hitzebedingter Todesfälle; jetzt schon ist eine Zunahme allergischer Erkrankungen zu beobachten, ebenso wie das vermehrte Auftreten von Insekten, die Krankheiten übertragen können.
Experten warnen davor, dass sich Europa wegen des Klimawandels zu einem Hotspot für Infektionskrankheiten entwickeln könnte. Die wärmeren Durchschnittstemperaturen in Europa sorgen dafür, dass hier tropische Mückenarten überleben können.

Referenzen:

- spiegel.de, 19.11.2013: CO_2-Ausstoß erreicht 2013 Rekordwert
- rp-online.de, 08.08.2013: Fleischkonsum weltweit auf Rekordhoch
- spiegel.de, 10.01.2013: Menschen essen so viel Fleisch wie nie
- Toni Meier: Umweltschutz mit Messer und Gabel; oekom verlag, Gesellschaft für ökologische Kommunikation mbH; 2014
- fr-online.de, 09.10.2012: Verheerende Folgen des Fleischkonsums
- Heise.de, TELEPOLIS, 12.09.2012: Fressen wir uns mit Fleisch in die Klimaerwärmung und in Krankheiten?

Ernährungsphysiologie der vegetarischen Ernährung

Für die Gesunderhaltung bedarf der menschliche Körper bestimmter Stoffe, die wir in der Regel über die tägliche Nahrung aufnehmen. Im Folgenden finden Sie eine Übersicht über die wichtigsten Substanzen, die unser Körper braucht – alles, was Sie wissen müssen, um sich gesund und bedarfsdeckend vegetarisch ernähren zu können.

Pflanzliches Eiweiß

Der Mensch braucht kein tierisches Eiweiß für seine Ernährung. Im Gegenteil: Der Verzehr von tierischem Eiweiß kann mit erheblichen gesundheitlichen Nachteilen verbunden sein.

Für eine ausreichende Eiweißversorgung des Menschen ist der Verzehr von Fleisch, Wurst und Fisch nicht erforderlich. Obwohl dies schon seit vielen Jahren ernährungswissenschaftlich zweifelsfrei nachgewiesen ist, glauben immer noch viele Menschen – auch Angehörige der Heilberufe –, ohne Fleisch sei der Eiweißbedarf des Menschen nicht zu decken. In den westlichen Industriestaaten liegt die Eiweißzufuhr deutlich über den Verzehrempfehlungen (0,8 g pro Kilogramm Körpergewicht), teilweise ist sie sogar doppelt so hoch wie empfohlen.

Überschüssiges Eiweiß kann aufgrund einer vermehrten Ausscheidung schwefelhaltiger und stickstoffhaltiger Verbindungen die Nieren belasten. Außerdem muss das beim Abbau der Aminosäuren anfallende Ammoniak energieaufwendig in der Leber entgiftet werden. Eine hohe Zufuhr tierischer Proteine bringt zwangsläufig auch eine hohe Zufuhr weiterer unerwünschter Stoffe mit sich, wie z.B. gesättigte Fettsäuren, Cholesterin und Purine, aus denen dann Harnsäure entsteht.

Traditionell werden pflanzliche Proteine als eher minderwertig gegenüber tierischen Proteinen eingestuft. Diese Einschätzung geht auf Wachstumsstudien an Tieren zurück, die man vor Jahrzehnten durchführte. Allerdings sind diese Studien für die menschliche Ernährung nicht repräsentativ, da Tiere einen höheren Eiweißbedarf pro Kilogramm Körpergewicht haben als der Mensch. Tierische Proteine enthalten mehr essentielle Aminosäuren, die für das Wachstum benötigt werden. Durch eine geeignete Kombination pflanzlicher Proteine lässt sich aber der Bedarf des Menschen an essentiellen Aminosäuren ebenfalls decken. Wenn verschiedene pflanzliche Proteine über den Tag verteilt verzehrt werden, kann auf diese Weise eine ausreichende Eiweißzufuhr erreicht werden. Getreideproteine und Proteine der Hülsenfrüchte ergänzen einander in idealer Weise. Getreideproteine enthalten reichlich Methionin, das in Hülsenfrüchten nur in relativ kleinen Mengen vorhanden ist. Hülsenfrüchte wiederum weisen, im Gegensatz zu Getreide, mehr Lysin auf.

Tierische Proteine enthalten meist mehr schwefelhaltige und aromatische Aminosäuren als pflanzliche Proteine. Schwefelhaltige Aminosäuren sind Methionin und Cystein, denen eine große Bedeutung im Stoffwechsel zukommt. Beim Abbau dieser Aminosäuren entstehen viele Protonen; es kann zu einem Säureüberschuss im Stoffwechsel kommen. Wenn ständig zu viele schwefelhaltige Aminosäuren zugeführt werden, resultiert daraus häufig eine latente Acidose: eine chronische Übersäuerung des Organismus.
In tierischen Proteinen finden sich, wie schon erwähnt, mehr aromatische Aminosäuren als in pflanzlichen Proteinen. Problematisch sind hier die Aminosäuren Phenylalanin und Tyrosin, aus denen die Darmbakterien potentiell giftige Stoffwechselprodukte wie Phenol und Kresol synthetisieren können. Diese Substanzen stehen in Verdacht, an der Entstehung des Colonkarzinoms beteiligt zu sein. Bei schweren Stoffwechselerkrankungen wie Leberzirrhose sowie

bei Niereninsuffizienz wird ohnehin eine vegetarische Ernährung empfohlen, weil tierische Proteine den Krankheitsverlauf eher verschlechtern.

Im Juli 2013 erschien in der Fachzeitung „Food & Nutrition Research" ein umfangreicher Übersichtsartikel über die gesundheitlichen Effekte der Proteinaufnahme bei Erwachsenen. Die Literaturrecherche umfasste Studien aus den Jahren 2000 bis 2011. Auf der Basis dieser aktuellen Datenlage kommen die Autoren der Studie zu folgenden Schlussfolgerungen: Vermutlich besteht ein Zusammenhang zwischen dem Sterblichkeitsrisiko und einer längerfristigen kohlenhydratarmen, proteinreichen Ernährung. Die Aufnahme pflanzlicher Proteine könnte die Sterblichkeit an Herz-Kreislauf-Erkrankungen senken, ebenso die Entstehung einer arteriellen Hypertonie. Es ist recht überzeugend nachgewiesen, dass die Aufnahme von Sojaprotein zu einer Senkung des LDL-Cholesterins führt. In vielen Studien war die Aufnahme pflanzlicher Proteine mit einem verminderten Krankheitsrisiko assoziiert.

Es sei noch einmal betont, dass Proteine aus verschiedenen pflanzlichen Lebensmitteln nicht zur gleichen Zeit verzehrt werden müssen, wesentlich wichtiger ist eine über den Tag ausgewogene Verteilung. Eine bedarfsdeckende Zufuhr essentieller Aminosäuren kann durchaus durch pflanzliche Lebensmittel umgesetzt werden.

Die Eiweißzufuhr von Lakto-Ovo-Vegetariern ist meist etwas niedriger als die von Nicht-Vegetariern. In einer britischen Untersuchung mit über 35.000 Frauen lag die durchschnittliche Proteinzufuhr von Lakto-Ovo-Vegetariern bei etwa 75 Gramm pro Tag – die Proteinzufuhr bei einer vegetarischen Ernährungsweise ist also mehr als bedarfsdeckend.

Fette

Vegetarier haben eine niedrigere Nahrungsenergiezufuhr als Mischköstler und eine geringere Gesamtfettzufuhr. Sie erreichen aber problemlos die Empfehlung der deutschen Gesellschaft für Ernährung bezüglich der Fettzufuhr (25 – 30% der Nahrungsenergie). Sehr vorteilhaft bei Vegetariern ist die niedrigere Cholesterinzufuhr im Vergleich zu Mischköstlern; die vegane Ernährung ist nahezu cholesterinfrei.

Am Aufbau der Fette sind die Fettsäuren beteiligt, die nach ihrem Sättigungsgrad eingeteilt werden. Die Begriffe „gesättigt" und „ungesättigt" sind chemische Bezeichnungen und haben mit der Zahl der Doppelbindungen in den Fettsäuremolekülen zu tun. Gesättigte Fettsäuren kommen in tierischen Fetten vor sowie in tropischen Pflanzenfetten wie Kokos- und Palmfett. Sie dienen hauptsächlich als Energiespeicher. Eine hohe Zufuhr gesättigter Fettsäuren wirkt sich ungünstig auf die Gesundheit aus: Sie erhöhen die Blutspiegel von Triglyceriden, Gesamtcholesterin und LDL-Cholesterin; außerdem vermindern sie die Empfindlichkeit der LDL-Rezeptoren. Nicht alle gesättigten Fettsäuren sind gleichermaßen problematisch. Als besonders kritisch gelten Fettsäuren mit der Kettenlänge C12 bis C16, nämlich die Palmitinsäure und die Myristinsäure.

Tierische Fette enthalten vorwiegend gesättigte Fettsäuren, die einen nachteiligen Effekt auf den Cholsterinspiegel haben.

Bei den ungesättigten Fettsäuren unterscheidet man einfach ungesättigte von mehrfach ungesättigten. Wichtigster Vertreter der einfach ungesättigten Fettsäure ist die Ölsäure, deren Hauptquellen Olivenöl und Rapsöl sind. Die Ölsäure fungiert im Stoffwechsel als Energieträger, hat aber darüber hinaus einige wünschenswerte Eigenschaften: Sie kann das HDL-Cholesterin, also das „gute" Cholesterin, erhöhen und schützt die LDL-Partikel vor Oxidation.

Die gesundheitlichen Vorteile der Mittelmeerkost sind zu einem erheblichen Teil auf die reichliche Verwendung des ölsäurereichen Olivenöls zurückzuführen.

Die langkettigen, mehrfach ungesättigten Fettsäuren sind primär keine Energielieferanten für den Stoffwechsel, sondern wichtige Bestandteile der Zellmembranen und Ausgangssubstanzen für die Bildung der Eicosanoide. Zu diesen gehören die Prostaglandine und Leukotriene – biologisch hochaktive und im Organismus weit verbreitete Gewebshormone mit großem Wirkungsspektrum.

Produkte tierischer Herkunft enthalten große Mengen an Arachidonsäure, die im Körper entzündungsfördernd wirkt.

Biologisch entzündlich wirkende Eicosanoide entstehen hauptsächlich aus Arachidonsäure. Die Eicosanoidbildung aus Arachidonsäure ist ein genau kontrollierter und mehrfach geregelter Prozess. Die im menschlichen Organismus vorkommende Arachidonsäure hat prinzipiell zwei Quellen: Sie kann aus der Omega-6-Fettsäure Linolsäure gebildet werden, oder sie wird mit Produkten tierischer Herkunft zugeführt. Die Bildung der Arachidonsäure aus Linolsäure im menschlichen Organismus ist gering, so dass der Zufuhr über die Nahrung die größere Bedeutung zukommt. Eine gewisse Menge an Arachidonsäure braucht der Stoffwechsel, weil diese für die richtige Zusammensetzung der Zellmembranen notwendig ist. Die bei der Mischkost übliche hohe Zufuhr von Arachidonsäure fördert allerdings die Bildung von Entzündungsmediatoren. Wird die Arachidonsäure von der Nahrung weitgehend ausgeschlossen, z.B. durch eine vegetarische Ernährungsweise, nimmt ihr Gehalt in den Zellen ab, was dann z.B. bei rheumatischen Gelenkentzündungen oftmals zu einer Besserung des Krankheitsverlaufs führt.

Die Linolsäure gehört zu den Omega-6-Fettsäuren, die Alpha-Linolensäure zu den Omega-3-Fettsäuren – beide Fettsäuren sind essentiell, d.h. sie können im Organismus nicht selbst gebildet werden.

Vegetarische Ernährungsformen sind im Allgemeinen reich an Omega-6-Fettsäuren und weisen meist einen geringeren Gehalt an Omega-3-Fettsäuren auf, wodurch die Bildung der Eicosapentaensäure (EPA) und Docosahexaensäure (DHA) vermindert sein kann. EPA und DHA sind langkettige Omega-3-Fettsäuren, die z.B. wichtige Bestandteile der Zellmembranen sind, z.B. im Nervensystem.
Die ohnehin eingeschränkte Umwandlung von Alpha-Linolensäure zu EPA und DHA wird durch eine hohe Zufuhr von Linolsäure begrenzt, da beide Fettsäuren um die gleichen Enzymsysteme konkurrieren. Die Umwandlung von Alpha-Linolensäure zu EPA und DHA ist in erster Linie von deren absoluter Menge in der Nahrung abhängig. Eine Verringerung der Zufuhr von Linolsäure fördert die endogene Bildung von EPA, und eine Erhöhung der Alpha-Linolensäure-Zufuhr die Bildung von DHA.
Es ist daher zweckmäßig, dass Vegetarier auf gute Quellen von Alpha-Linolensäure achten, z.B. Leinsamenöl, Leinsaat, Hanföl, Rapsöl, grüne Blattsalate. Auch Walnüsse enthalten relativ viel Alpha-Linolensäure.
Besonders ungünstig für die Umwandlung von Alpha-Linolensäure in EPA und DHA sind Transfettsäuren, die z.B. in Gebäck und Knabberartikeln vorkommen.

Kohlenhydrate

Pflanzliche Nahrungsmittel sind der Hauptträger wertvoller Kohlenhydrate.

Bei Vegetariern ist die Kohlenhydrataufnahme aus der Nahrung oft günstiger als bei Mischköstlern, da pflanzliche Nahrungsmittel die Hauptkohlenhydratträger sind. Kohlenhydrate werden nach ihrer chemischen Struktur eingeteilt in Monosaccharide (z.B. Glucose und Fructose), Disaccharide (z.B. Haushaltszucker, Milchzucker) und Polysaccharide (z.B. Stärke). Die wichtigste Funktion

der Kohlenhydrate ist die Versorgung der Zellen mit Energie; außerdem können sie in Form von Glykogen als Energiespeicher fungieren. Häufig bildet der Stoffwechsel Moleküle mit einem Kohlenhydrat- und Eiweißanteil, sogenannte Glykoproteine, oder Moleküle bestehend aus Kohlenhydraten und Fetten, die man als Glykolipide bezeichnet.
Das wichtigste Kohlenhydrat in der menschlichen Ernährung ist die Stärke, deren Anteil in der täglichen Kost hoch sein sollte. Ernährungsphysiologisch ungünstig ist eine hohe Zufuhr raffinierter Kohlenhydrate wie handelsübliches Weißmehl und Zucker, weil dadurch die Blutzuckerregulation verschlechtert wird; hohe Blutzuckerspitzen sollten vermieden werden, denn sie begünstigen, besonders bei Übergewichtigen, die Entstehung von Diabetes mellitus und Herz-Kreislauf-Erkrankungen.

Kohlenhydrathaltige Lebensmittel lassen sich nach dem glykämischen Index einteilen, der ihre blutzuckersteigernde Wirkung berücksichtigt. Je niedriger der Wert des glykämischen Index ist, desto geringer ist der Blutzuckeranstieg nach dem Essen. Eine noch bessere Messlatte ist die sogenannte glykämische Last, bei der der Kohlenhydratgehalt je 100 g Lebensmittel berücksichtigt wird. Dazu einige Beispiele: Die Glucose hat eine glykämische Last von 97, Cornflakes von 73, Vollkornbrot von 32, gekochte Kartoffeln von 10, gekochte Möhren von 3.

Eine hohe Zufuhr von Zucker und Weißmehlprodukten wirkt entzündungsfördernd und ist auch ein Grund dafür, warum der „Western-Diet"-Ernährungsstil insgesamt als gesundheitsschädlich einzustufen ist.
Vereinfacht kann man sagen, dass für eine gesunde vegetarische Ernährung und zur Vermeidung von Übergewicht wenig Zucker verwendet werden sollte; günstig sind z.B. Vollkornprodukte und Hülsenfrüchte.

Vitamine

Vitamine sind lebenswichtige organische Nahrungsbestandteile, die vom Körper nicht selbst gebildet werden können. Sie spielen eine entscheidende Rolle als Coenzyme für eine große Zahl von biochemischen Reaktionen, entfalten aber auch andere biologisch bedeutsame Wirkungen, z.B. als Antioxidantien oder in der Regulierung der Genaktiviät. Im Durchschnitt sind Vegetarier besser mit Vitaminen versorgt als Mischköstler.

Im Durchschnitt sind Vegetarier besser mit allen lebensnotwendigen Vitaminen versorgt als Mischköstler.

Vitamin B1 (Thiamin)

Vitamin B1 ist ein wichtiges Vitamin im Kohlenhydrat- und Energiestoffwechsel. Eine effiziente Energiegewinnung aus Kohlenhydraten kann nur bei einer ausreichenden Vitamin-B1-Versorgung erfolgen. Alle Zellsysteme, die auf Glucose als Energielieferant angewiesen sind, haben deshalb einen hohen Thiaminbedarf. Dies trifft besonders auf die Nervenzellen zu.

Vitamin B1 ist wichtig für die Energiegewinnung und für die Nerven.

Vitamin B1 ist auch an der Signalübertragung zwischen den Nervenzellen und am Neurotransmitterstoffwechsel beteiligt sowie an der Aufrechterhaltung des Redoxpotentials der Zellen (Glutathion-Recycling). Der menschliche Körper verfügt über keinen Vitamin-B1-Speicher, so dass eine regelmäßige und ausreichende Vitamin-B1-Zufuhr über die Nahrung notwendig ist.
Gute pflanzliche Quellen für Thiamin sind Vollkornprodukte, Hülsenfrüchte, Nüsse und Sonnenblumenkerne. Thiamin befindet sich in den Randschichten und im Keim der Getreidekörner; deshalb kann es bei einem überwiegenden

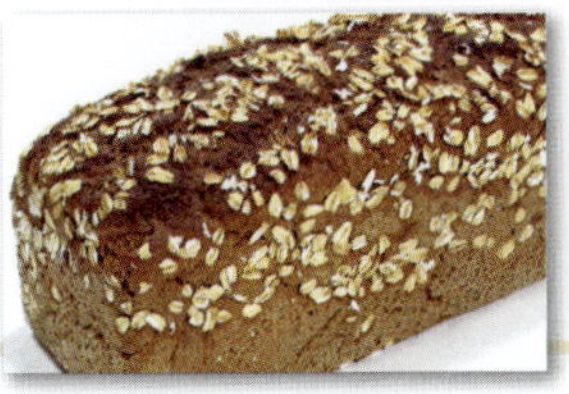
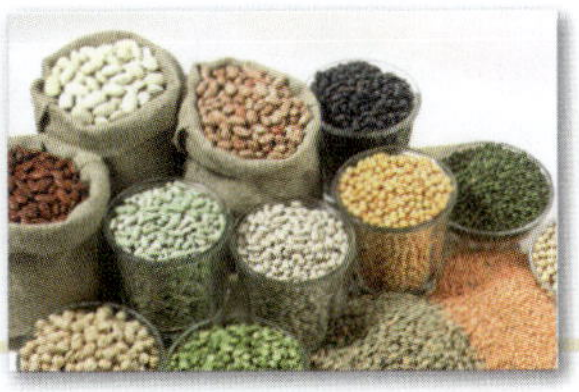
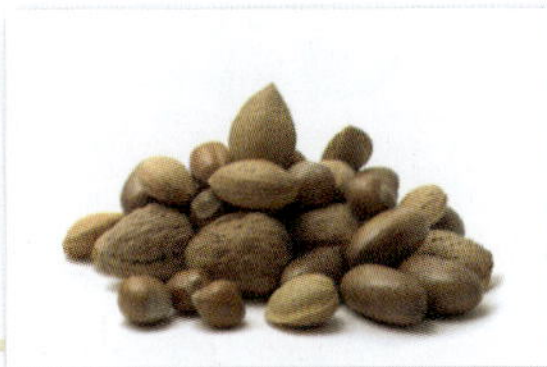
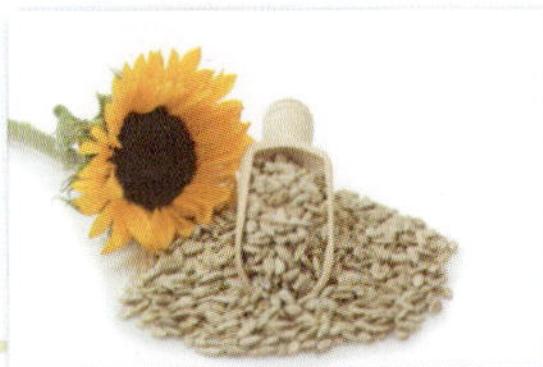

Verzehr von Weißmehlprodukten zu einem Engpass in der Vitamin-B1-Versorgung kommen. Der durchschnittliche Zubereitungsverlust beträgt 30 Prozent; beim Erhitzen über 100 Grad Celcius wird Thiamin zerstört. Tannin und andere Substanzen in Tee und Kaffee können Thiamin oxidieren; es wird auch durch Sulfit zerstört, das häufig in Kartoffelfertigprodukten und Trockenfrüchten enthalten ist.

Vitamin B2 (Riboflavin)

Riboflavin ist Bestandteil zahlreicher Enzyme, die Wasserstoff übertragen, sogenannter Flavoenzyme. Diese sind von zentraler Bedeutung für die ATP-Bildung in den Mitochondrien und damit wesentlich für den Energiestoffwechsel. Mitochondrien sind die Kraftwerke der Zelle. Bei einem hohen Energiebedarf des Menschen steigt auch der Vitamin-B2-Bedarf.

Vitamin B2 schützt die Augen vor grauem Star und wird für die Ausleitung von Schadstoffen benötigt.

Ferner wird Vitamin B2 für die Entgiftung von Schadstoffen und Medikamenten in der Leber benötigt, und es ist Teil des antioxidativen Abwehrsystems des Organismus. Aus diesem Grund ist eine ausreichende Vitamin-B2-Versorgung unabdingbar zur Vermeidung von Linsentrübungen (grauem Star).

In Wachstumsphasen ist der Vitamin-B2-Bedarf deutlich erhöht. Gerade bei Kindern, Jugendlichen und auch bei älteren Menschen ist die Vitamin-B2-Versorgung häufig nicht bedarfsdeckend.

Riboflavin wird durch Licht und Alkali zerstört. Zum Beispiel kann die Einnahme von Basenpulvern oder die Verwendung von Natron die Vitamin-B2-Verfügbarkeit vermindern.

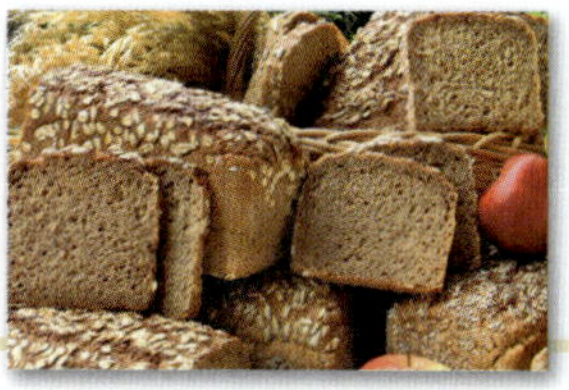
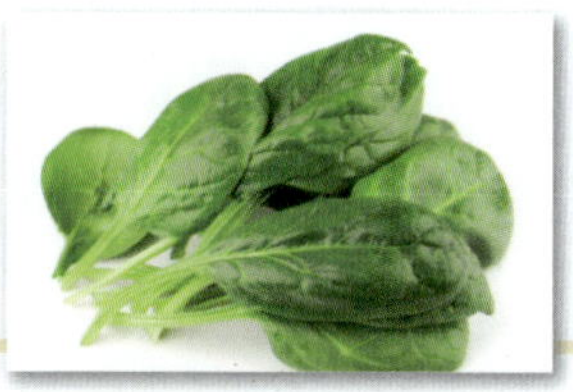
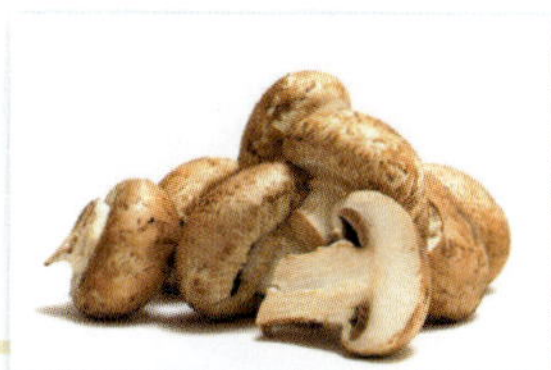

Vegetarier haben im Allgemeinen eine ausreichende Vitamin-B2-Versorgung; bei Veganern kann es zu Engpässen kommen, da Milchprodukte gute Riboflavin-Quellen sind.
Weitere gute Vitamin-B2-Quellen sind Vollkornprodukte, Spinat, Champignons.

Vitamin B3 (Niacin)

Niacin ist der Sammelbegriff für die Verbindungen Nicotinsäure und Nicotinamid. Die Coenzyme, die aus Niacin gebildet werden (NAD und NADP), sind notwendig für den Auf- und Abbau von Kohlenhydraten, Fettsäuren und Aminosäuren. Weitere Stoffwechselfunktionen: Beteiligung an der Blutzuckerregulierung, an der Synthese der DNA und an der Regenerierung von oxidiertem Glutathion.
Therapeutisch werden Niacin-Präparate mit Erfolg zur Senkung von LDL-Cholesterin und Triglyceriden sowie zur Vorbeugung einer Sonnenallergie eingesetzt. Bohnenkaffee enthält größere Mengen an Nicotinsäure, die beim Rösten der Kaffeebohnen entsteht. Nicotinsäure und Nicotinamid sind sehr stabile chemische Verbindungen, so dass bei der Nahrungszubereitung kaum Verluste eintreten. In den Getreidearten findet sich die Nikotinsäure vorwiegend in der Aleuronschicht und geht daher beim Ausmahlen verloren. Hin und wieder eine Tasse Kaffee und der reichliche Verzehr von Vollkornbrot gewährleisten eine gute Vitamin-B3-Versorgung.

Der reichliche Verzehr von Vollkornbrot, und hin und wieder eine Tasse Kaffee, gewährleisten eine gute Vitamin B3-Versorung.

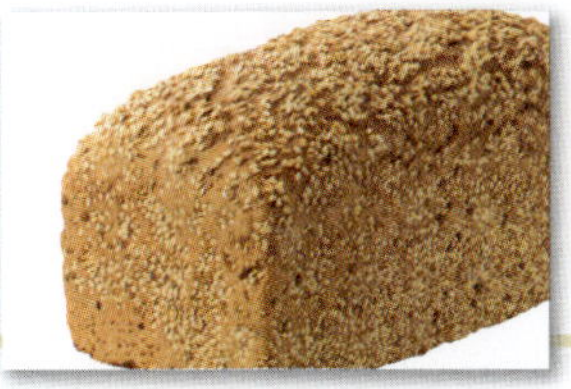

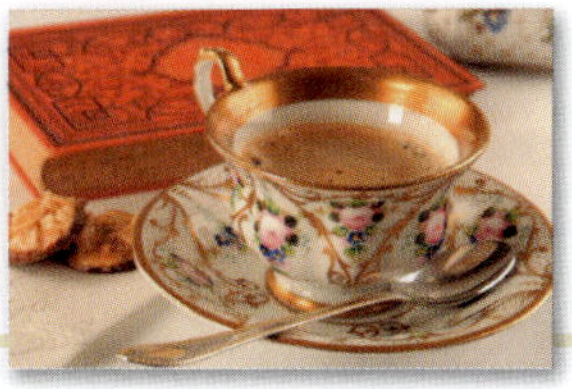

Vitamin B6 (Pyridoxin)

Vitamin B6 ist keine Einzelsubstanz, sondern die Bezeichnung für eine Gruppe von sechs Verbindungen, die alle die gleiche biologische Aktivität aufweisen. Pyridoxal-5-Phosphat (PLP) ist die wichtigste Vitamin-B6-Form. Vitamin B6 ist Coenzym bei über 100 enzymatischen Reaktionen, vor allem im Stoffwechsel der Aminosäuren.

Für die Bildung von Neurotransmittern wie Serotonin, Dopamin und Gammaaminobuttersäure (GABA) ist dieses Vitamin unverzichtbar. Vitamin B6 ist erforderlich für die Synthese der Kollagene (Kollagene sind die wichtigsten Bindegewebsproteine) und des Blutfarbstoffs Hämoglobin sowie für die Aufrechterhaltung eines normalen Blutzuckerspiegels.

Wegen seiner großen Bedeutung im Aminosäurestoffwechsel steigt der Vitamin-B6-Bedarf bei einer erhöhten Eiweißzufuhr. Eine unzureichende Vitamin-B6-Versorgung zeigt sich oft zunächst in psychischen Befindlichkeitsstörungen und in einer Immunschwäche. Die Vitamin-B6-Aufnahme liegt häufig unterhalb der empfohlenen Zufuhrmenge, besonders bei Frauen. Dies gilt auch für Vegetarier; allerdings treten bei diesen normalerweise keine Mangelsymptome auf.

Gute Vitamin-B6-Quellen sind Hülsenfrüchte, Vollkornprodukte, Kartoffeln, Walnüsse und Erdnüsse.

Gute Vitamin-B6-Quellen für Vegetarier sind Hülsenfrüchte, Vollkornprodukte, Kartoffeln, Walnüsse und Erdnüsse. Die in Pflanzen vorkommende Form des Vitamins B6 ist relativ stabil, so dass bei der Nahrungszubereitung kaum Verluste auftreten; allerdings ist Vitamin B6 empfindlich gegenüber direkter Sonnenbestrahlung.

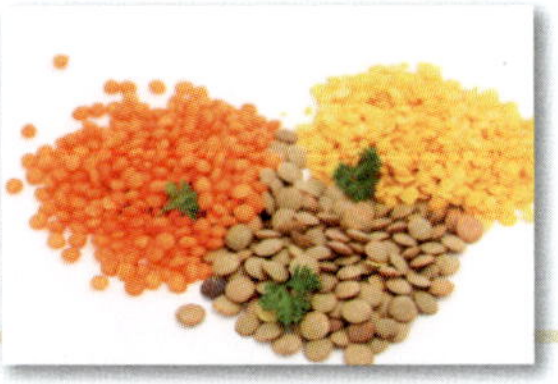
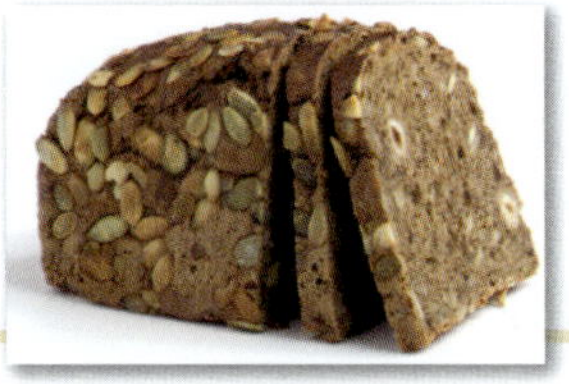
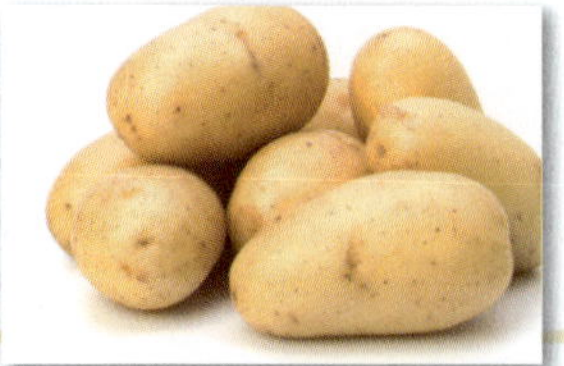
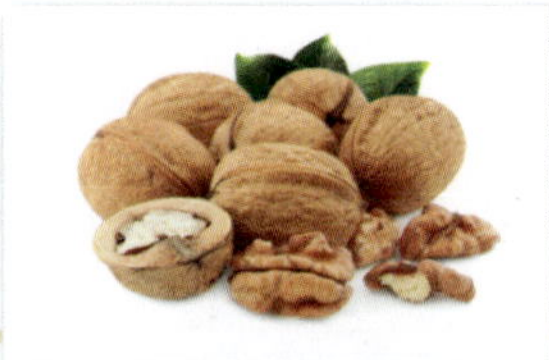
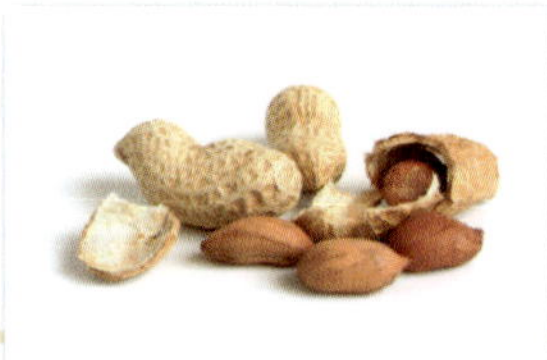

Vitamin B12 (Cobalamin)

Das Vitamin B12 oder Cobalamin ist ein relativ großes und kompliziert gebautes Biomolekül, das als Besonderheit in seiner Molekularstruktur ein Cobaltatom enthält.

Im Stoffwechsel ist Vitamin B12 an der Entgiftung von Homocystein beteiligt und wird für die Bildung der Myelinscheiden benötigt, eine Art Isolierschicht um die Nerven. Vitamin B12 ist für die richtige Bildung der roten Blutkörperchen, für die DNA-Synthese und für den Abbau einiger Aminosäuren erforderlich.

Das Vitamin-B12-Molekül kann ausschließlich von einigen Bakterienarten gebildet werden. Pflanzen stellen Vitamin B12 nicht her, weil sie keinen Bedarf daran haben. Bedeutsame Mengen an Vitamin B12 sind demnach ausschließlich in Lebensmitteln tierischer Herkunft enthalten. Folglich sind Personen, die sich vegan ernähren, angehalten, dieses Vitamin unbedingt als Nahrungsergänzung einzunehmen. Diese Empfehlung wird auch ausdrücklich von den maßgeblichen Veganerverbänden ausgesprochen. Ein zu niedriger Vitamin-B12-Spiegel kann zu Hirnleistungsstörungen und zu einer erhöhten Homocystein-Konzentration im Blutserum führen; Letzteres fördert das Risiko für Herz-Kreislauf-Erkrankungen.

Obwohl für Vitamin B12 große Speicher im Körper existieren, ist ein Mangel an diesem Vitamin die am häufigsten zu therapierende Vitamin-Mangel-Erkrankung. Die Hauptursache hierfür liegt oftmals in einer Resorptionsstörung, hervorgerufen durch eine chronische Magenschleimhaut-Entzündung.

Die Aufnahme der Vitamin-B12-Moleküle ist ein komplizierter Vorgang und erfordert ein gut funktionierendes Verdauungssystem. Mit zunehmendem Lebensalter ermüdet die Funktion der Verdauungsorgane, und in der Folge lässt auch die Vitamin-B12-Resportion nach. Bei ca. 40 Prozent der älteren Menschen kann man herabgesetzte Vitamin-B12-Serumspiegel nachweisen, unabhängig von ihren Ernährungsgewohnheiten. Durch die Einnahme bestimmter Medikamente, wie z.B. Säureblocker oder das Diabetesmedikament Metformin, kommt es ebenfalls sehr häufig zu einem Vitamin-B12-Mangel. Ein Vitamin-B12-Mangel fördert sehr stark hirnatrophische Prozesse und ist mit einem erhöhten Risiko für Hirnleistungsstörungen und psychische Befindlichkeitsstörungen assoziiert. Eine Therapie mit hoch dosierten Vitamin-B12-Präparaten kann jedoch einen erneuten Anstieg der Vitamin B12-Konzentration im Blutserum bewirken. Bei Veganern ist eine B12-Supplementierung unbedingt erforderlich.

Personen, die sich rein vegan ernähren, sollten unbedingt Vitamin B12 als Nahrungsergänzung zuführen.

Folsäure

Folsäure ist der Oberbegriff für eine Gruppe von ca. 100 verschiedenen Verbindungen, die einander chemisch sehr ähnlich sind. Die biologisch aktive Form der Folsäure ist die Tetrahydrofolsäure (THF). THF ist an zahlreichen Stoffwechselreaktionen im Organismus beteiligt, u.a. an der DNA-Synthese sowie am Auf- und Abbau verschiedener Aminosäuren. Folsäure spielt auch eine zentrale Rolle beim Abbau von Homocystein, einem Risikofaktor für Gefäßerkrankungen. Außerdem ist Folsäure für die Erneuerung von Epithelzellen und bei Schwangeren für die gesunde Entwicklung des Fötus notwendig; sie haben deshalb einen höheren Folsäurebedarf.

Die Versorgung mit Folsäure ist in der Bevölkerung insgesamt unbefriedigend, denn die durchschnittliche Zufuhr bei Männern und Frauen liegt nur etwa halb so hoch, wie sie die Deutsche Gesellschaft für Ernährung (DGE) empfiehlt. Es gibt deutliche Zusammenhänge zwischen der Aufnahme von Folsäure und dem Risiko für die koronare Herzerkrankung sowie für das Colonkarzinom. Eine unzureichende Folsäureversorgung kann auch die geistige Leistungsfähigkeit vermindern und fördert die Entwicklung von Demenzerkrankungen. Vegetarier haben in der Regel eine bessere Folsäureversorgung als Misch-

Da Vegetarier meist mehr Vollkornprodukte und auch mehr dunkelgrüne Blattgemüse zu sich nehmen, sind sie in der Regel besser mit Folsäure versorgt als Mischköstler.

köstler. Besonders folatreich sind dunkelgrüne Blattgemüse und Vollkornprodukte. Bei der Lagerung und Zubereitung der Nahrungsmittel ist zu berücksichtigen, dass z.B. durch Hitze und Sauerstoff erhebliche Folsäureverluste auftreten können. Aufgrund ihrer Wasserlöslichkeit gehen Folsäureverbindungen auch im Wasch- bzw. Kochwasser verloren.

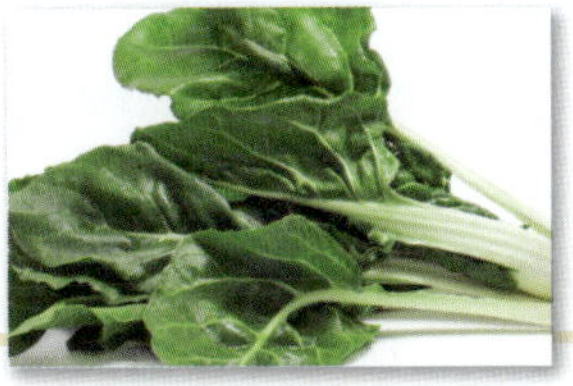
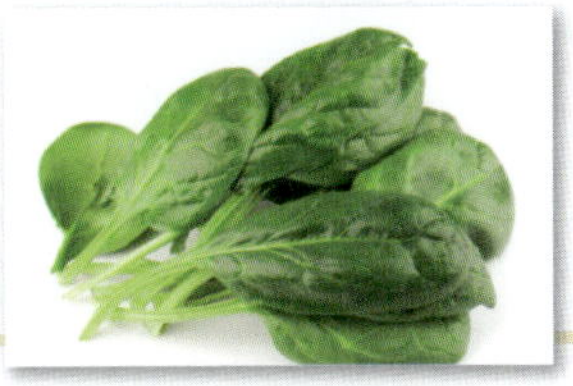
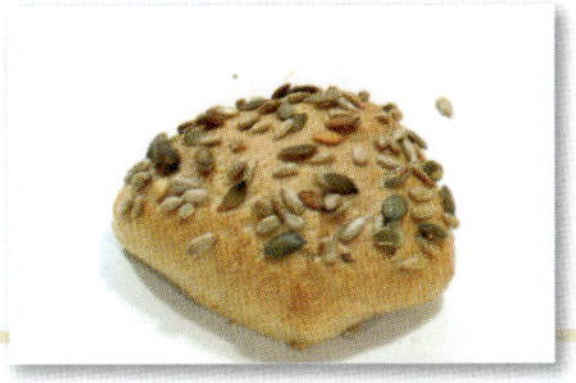
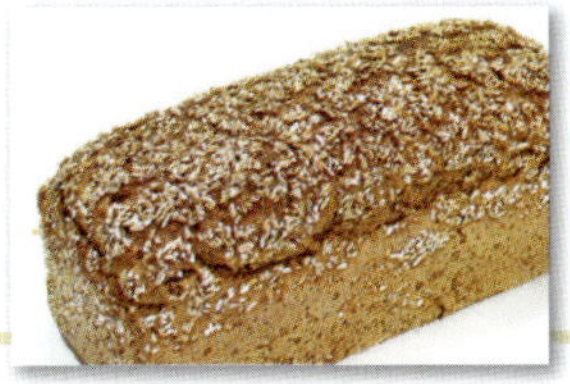

Biotin

Biotin ist ein Vitamin der B-Gruppe und in geringen Konzentrationen in vielen Lebensmitteln enthalten. Gute pflanzliche Biotinquellen sind z.B. Walnüsse, Erdnüsse, Blumenkohl, Champignons. Biotin wird im Stoffwechsel für die sogenannte Gluconeogenese benötigt; darunter versteht man die Bildung von Glucosemolekülen aus verschiedenen Stoffwechselprodukten. Die körpereigene Bildung von Glucose ist erforderlich, wenn über die Nahrung zu wenig Kohlenhydrate aufgenommen werden. Das Gehirn und die roten Blutkörperchen sind für ihre Funktion unbedingt auf einen ausreichenden Blutzuckerspiegel angewiesen. Biotin wird auch im Fettstoffwechsel sowie für den Abbau bestimmter Aminosäuren benötigt. Eine vermehrte Zufuhr von Biotin kann bei Haarausfall und Strukturdefekten der Nägel hilfreich sein.

Biotin hilft bei der Energieversorgung unseres Gehirns und sorgt für gesunde Haare und Nägel.

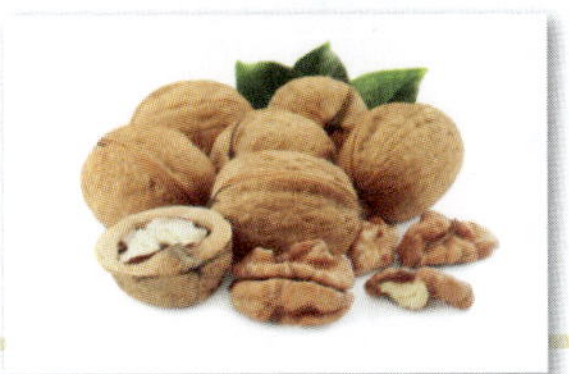
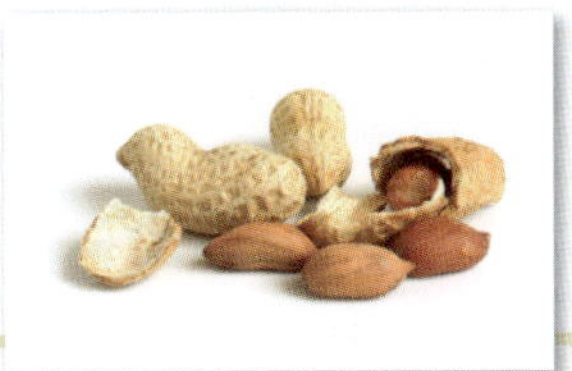
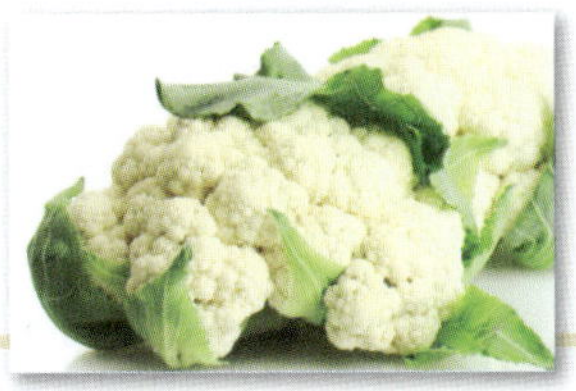
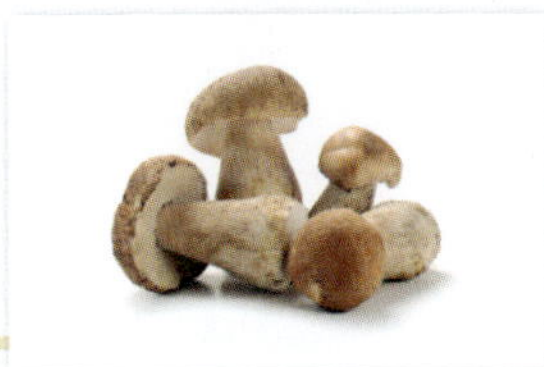

Vitamin C

Vitamin C wird von höheren Pflanzen aus Glucose synthetisiert und kommt entsprechend weit verbreitet vor. Sehr gute Vitamin-C-Quellen sind Frischobst und Frischgemüse sowie daraus hergestellte Säfte. Da Vitamin C besonders licht- und sauerstoffempfindlich ist, können Lagerung und Zubereitung zu beachtlichen Vitamin-C-Verlusten führen.

Die biologischen Effekte von Vitamin C beruhen auf dessen antioxidativer Kapazität.

Vitamin C ist Cofaktor bei vielen verschiedenen Enzymreaktionen; es ist das bedeutendste wasserlösliche Antioxidans und kann z.B. Vitamin E wieder regenerieren.

Vitamin C wird von Pflanzen hergestellt. Frisches Obst und Gemüse sind hervorragende Vitamin-C-Quellen.

Der Bedarf ist erhöht bei oxidativem Stress, z.B. infolge von Entzündungen, sowie bei psychischem Stress, da Vitamin C für die Bildung einiger Stresshormone benötigt wird.

Vitamin C ist an zahlreichen Syntheseleistungen des Stoffwechsels beteiligt, z.B. an der Bildung von Kollagen, Carnitin, Cortisol, Adrenalin und Noradrenalin; es verbessert die körpereigene Abwehr, die Eisenaufnahme aus pflanzlichen Nahrungsmitteln und ist unentbehrlich für Entgiftungsreaktionen in der Leber.

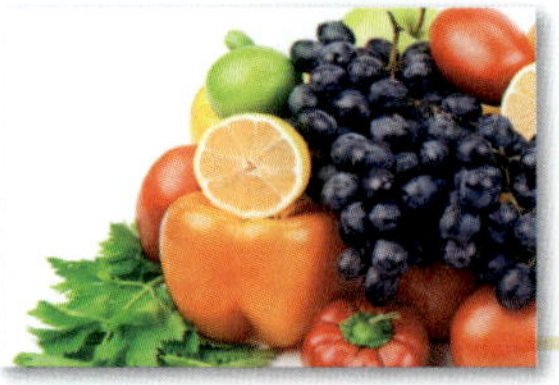
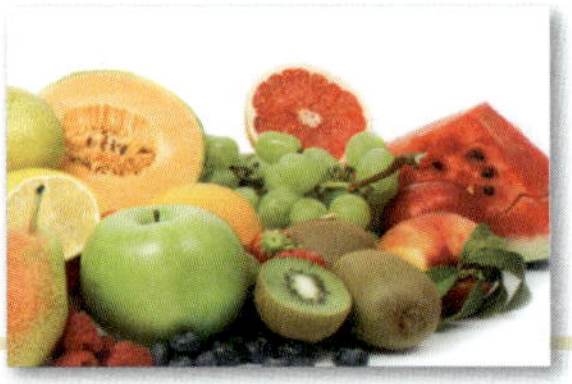
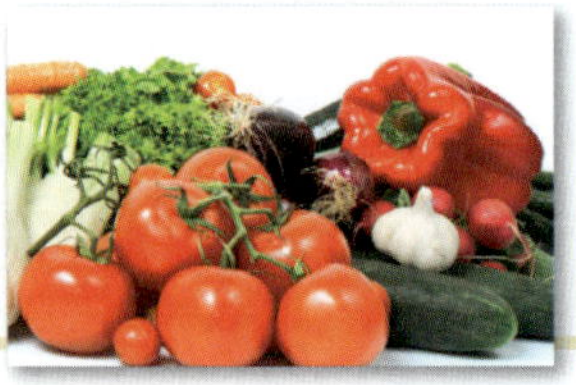
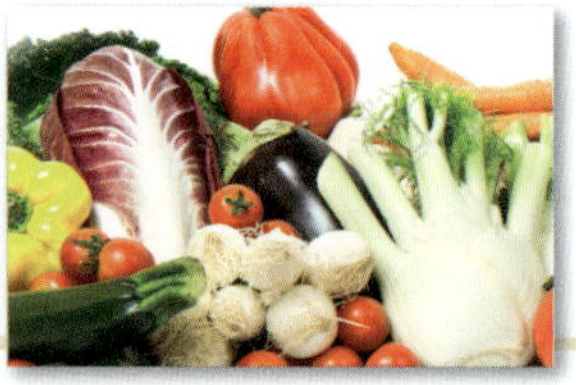

Vitamin A

Vitamin A kann aus Provitamin A (Betacarotin) gebildet werden. Betacarotin wird aus pflanzlichen Nahrungsmitteln aufgenommen und zu etwa einem Drittel in Vitamin A umgewandelt. Betacarotin findet sich z.B. in Kürbissen, Karotten, Aprikosen – also vorwiegend in gelben und orangefarbenen Früchten und Gemüsesorten.

Vitamin A ist Bestandteil des Rhodopsins, von dem die Sehfähigkeit der Augen bei Dämmerlicht abhängt. Es ist für die Struktur und Funktionsfähigkeit der Epithelzellen notwendig, der Innenauskleidung z.B. der Atemwege und des Magen-Darmtrakts. Vitamin A ist auch die Ausgangssubstanz für die Bildung von alltrans-Retinsäure (ATRA), die für das Ablesen der Gene gebraucht wird.

Vitamin A ist gut für die Augen. Es kann aus Betacarotin gebildet werden, das voriwegend in gelben und orangefarbenen Früchten und Gemüsesorten vorkommt.

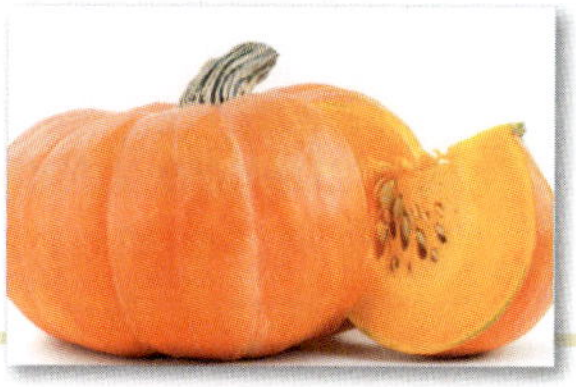

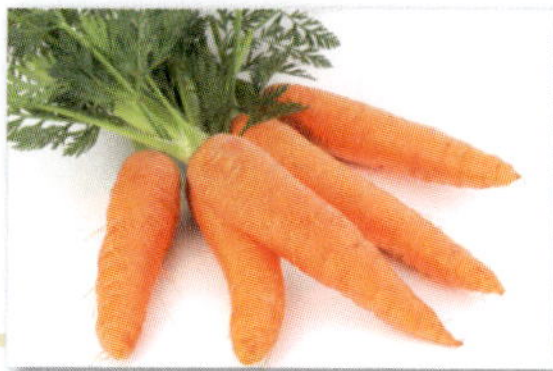

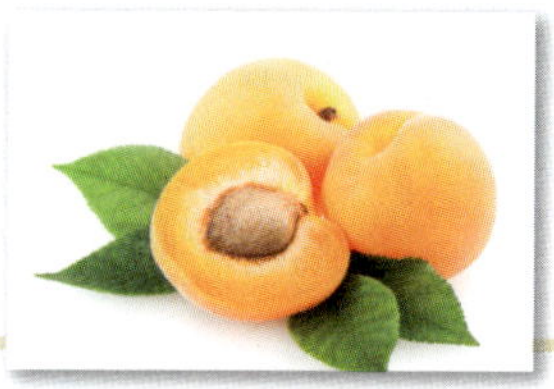

Vitamin D

Vitamin D hat in den letzten Jahren einen enormen Bedeutungszuwachs erfahren. In nahezu allen Geweben und Organen konnten Vitamin-D-Rezeptoren nachgewiesen werden. Diese regulieren in der Zelle die Aktivität vieler Gene.

Altbekannt von Vitamin D ist seine Funktion im Knochenstoffwechsel, wo es für eine ausreichende Mineralisation der Knochensubstanz sorgt. Eine zu geringe Vitamin-D-Aufnahme ist ein erheblicher Risikofaktor für Osteoporose. Vitamin D ist auch eine Art Ordnungsfaktor für das Immunsystem: Es verhindert überschießende Immunreaktionen, dient der richtigen Entwicklung

Vitamin D ist an der Blutdruckregulation sowie an der Muskelfunktion beteiligt und spielt eine wichtige Rolle im Knochenstoffwechsel. Unter den pflanzlichen Lebensmitteln haben nur Avocados und Champignons einen nennenswerten Gehalt an Vitamin D.

der Hautzellen, fördert die Zellreifung und die Zelldifferenzierung und besitzt deshalb krebshemmende Eigenschaften. Zwischen der Vitamin-D-Zufuhr und der Häufigkeit von Darmkrebs gibt es eine klare Korrelation. Ein Vitamin-D-Mangel vermindert zudem die Insulinsekretion. In der letzten Zeit hat sich ferner herausgestellt, dass Vitamin D an der Blutdruckregulation sowie an der Funktion sowohl der Herz- als auch der Skelettmuskulatur beteiligt ist. Eine gute Vitamin-D-Versorgung kann das Sturzrisiko bei Senioren vermindern.
In den letzten Jahren sind auch mehrere Studien publiziert worden, aus denen hervorgeht, dass Vitamin D für den Erhalt der Hirnleistungsfähigkeit und für die psychische Befindlichkeit eine zentrale Rolle spielt. Ein Vitamin-D-Mangel kann z.B. mit Depressionen, Erschöpfung, Müdigkeit etc. verbunden sein.
Der Vitamin-D-Bedarf eines gesunden Erwachsenen kann prinzipiell auch über die Vitamin-D-Synthese der Haut gedeckt werden, wenn genügend UV-B-Strahlen an die Haut gelangen. Im Winterhalbjahr reicht die UV-B-Intensität in unseren Breiten für eine ausreichende Vitamin-D-Synthese jedoch nicht aus.
Die Vitamin-D-Versorgung weiter Teile der Bevölkerung muss heute als mangelhaft angesehen werden, zumal die medizinisch wünschenswerte Vitamin-D-Konzentration wesentlich höher liegt, als früher angenommen. Senioren sind besonders häufig von einem Vitamin-D-Mangel betroffen, weil sie sich meist weniger häufig im Freien aufhalten und weil die Vitamin-D-Bildung über die Haut bei Senioren ohnehin vermindert ist. Bei vielen Menschen ist eine Nahrungsergänzung mit Vitamin D in Form eines geeigneten Vitamin-D-Präparates empfehlenswert; die individuell erforderliche Dosis kann durch Bestimmung des Vitamin-D3-Spiegels im Blut ermittelt werden.
Lebensmittel enthalten relativ wenig Vitamin D, mit Ausnahme des Lebertrans, der aus der Leber von Kabeljau, Dorsch, heimischen Haiarten und Schellfisch gewonnen wird und dessen Verzehr deshalb aus ethischen Gründen

bedenklich ist. Unter den pflanzlichen Lebensmitteln verfügen nur Avocados und Champignons über einen nennenswerten Gehalt an Vitamin D.
Die American Dietetic Association empfiehlt in ihrem Positionspapier zur vegetarischen Ernährung, dass besonders bei Kindern und Jugendlichen sowie Schwangeren auf eine ausreichende Vitamin-D-Zufuhr geachtet werden sollte.

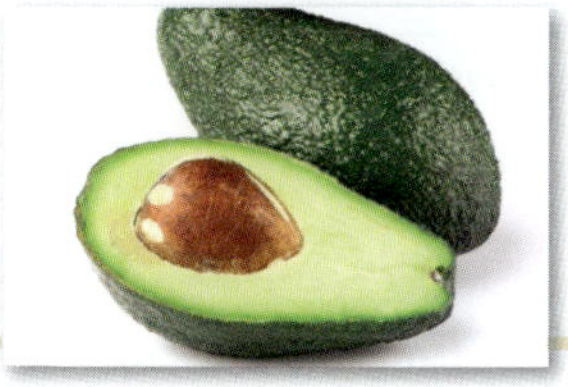

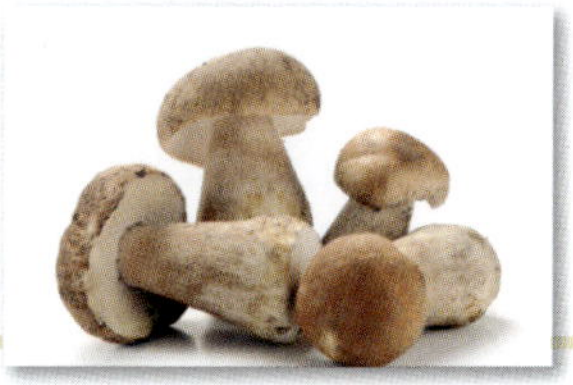

Vitamin E

Vitamin E hat vielfältige Funktionen. Die wichtigste ist die eines Antioxidans, das die mehrfach ungesättigten Fettsäuren in den Zellmembranen und in anderen Strukturen schützt. Vitamin E wird ferner für den Schutz der Innenwände der Gefäße benötigt, hat eine antientzündliche Wirkung und verbessert die Immunkompetenz. Besonders hohe Vitamin-E-Gehalte finden sich in pflanzlichen Ölen wie Weizenkeim-, Sonnenblumen- und Olivenöl.
Im Allgemeinen enthalten langsam wachsende bzw. ausgewachsene grüne Pflanzen mehr Vitamin E als junge, schnell wachsende Pflanzen. Auch Nüsse sind eine gute Vitamin-E-Quelle. Vegetarier verfügen durchschnittlich über eine bessere Vitamin-E-Versorgung als Mischköstler.

Vitamin E ist ein wichtiges Antioxidans und wirkt unter anderem als Zellschutz. Es findet sich in pflanzlichen Ölen und Nüssen.

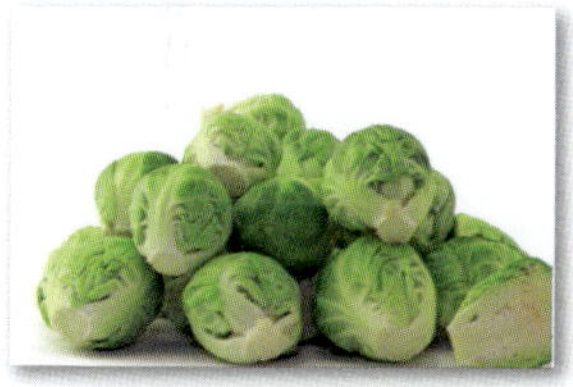

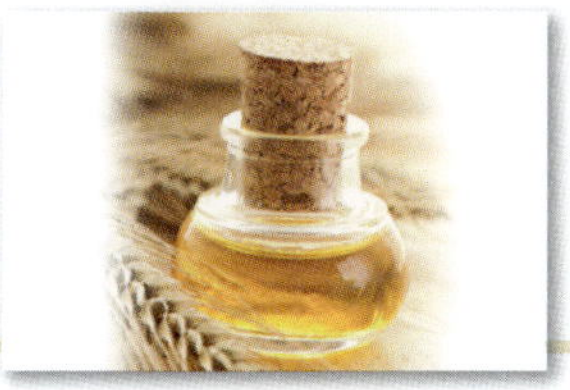

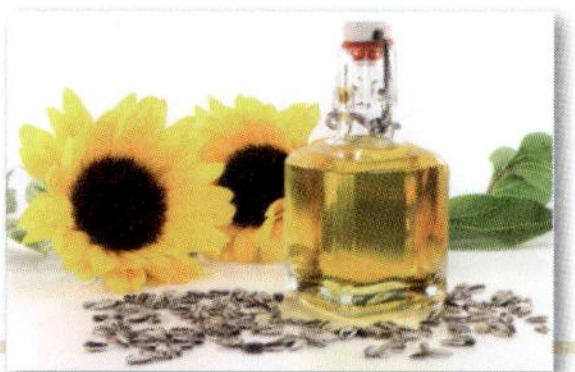

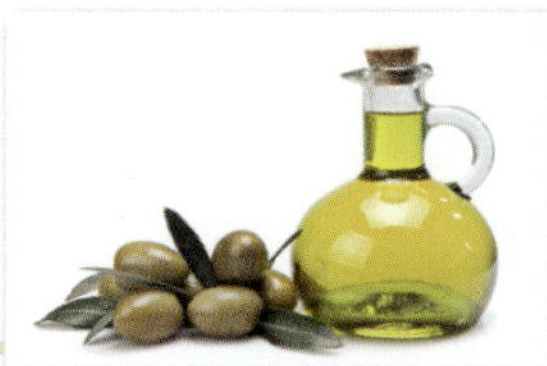

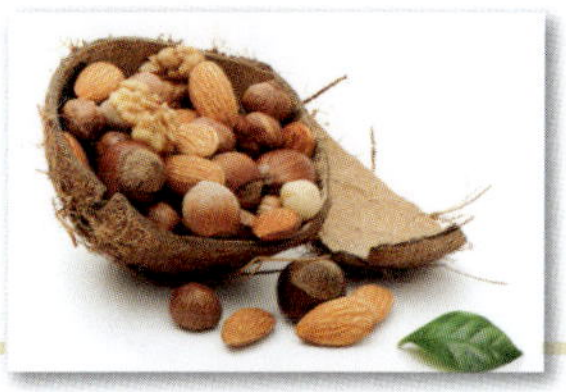

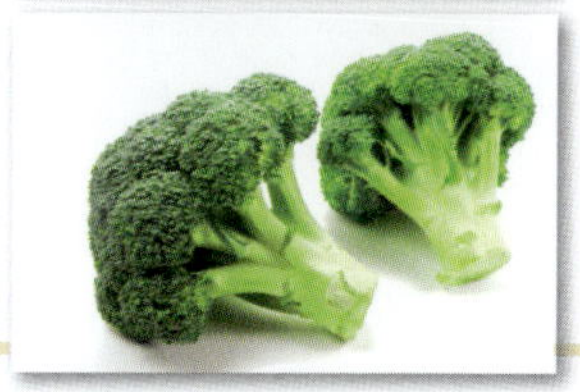

Vitamin K

Man unterscheidet Vitamin K1 und Vitamin K2. Vitamin K1 wird in den Chloroplasten grüner Pflanzen gebildet, Vitamin K2 wird von Bakterien produziert. Besonders reich an Vitamin K sind gelbe und grüne Blattgemüse.

Vitamin K wird für die Synthese der Blutgerinnungsfaktoren sowie für die Mineralisation und Regulation des Knochengewebes benötigt.

Vitamin K ist für die Blutgerinnung erforderlich und hilft auch, Osteoporose vorzubeugen. Besonders reich an Vitamin K sind grüne Blattgemüse.

Es gibt auch Hinweise darauf, dass Vitamin K für die Regulierung zellulärer Wachstumsprozesse erforderlich ist. Früher galt Vitamin K als klassisches Blutgerinnungsvitamin; inzwischen hat sich gezeigt, dass ihm auch ein bedeutender Stellenwert in der Vorbeugung von Osteoporose zukommt.

Heute gilt eine Ernährungsweise mit einem hohen Anteil an Obst und Gemüse als besonders vorteilhaft zur Vermeidung der Osteoporose. Daran dürfte das Vitamin K einen erheblichen Anteil haben.

Vitamin K ist recht stabil, so dass bei der Nahrungszubereitung kaum Verluste auftreten.

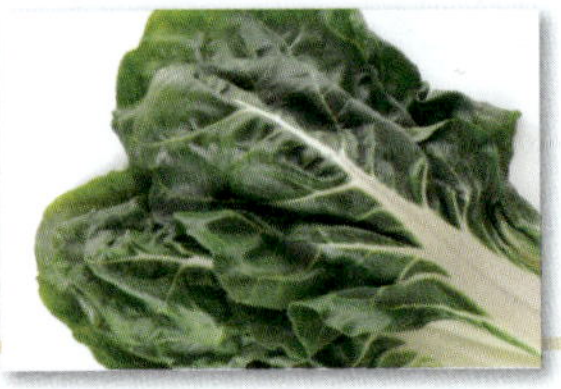
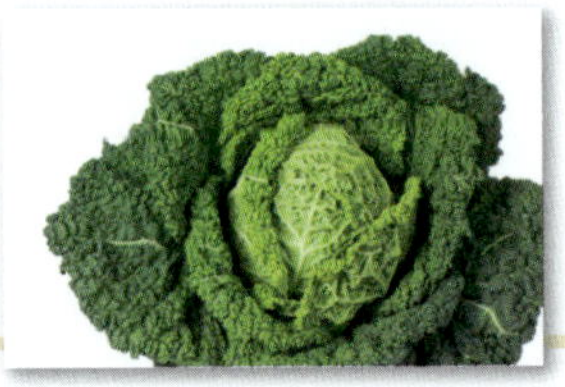
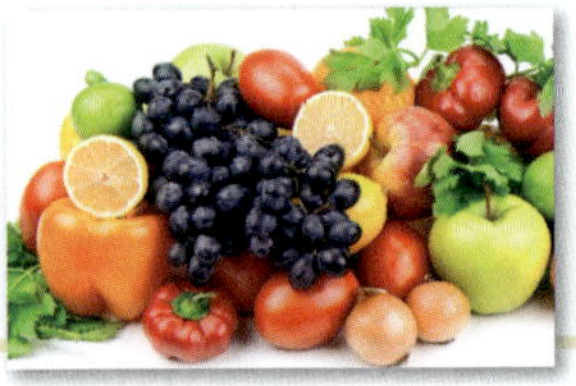
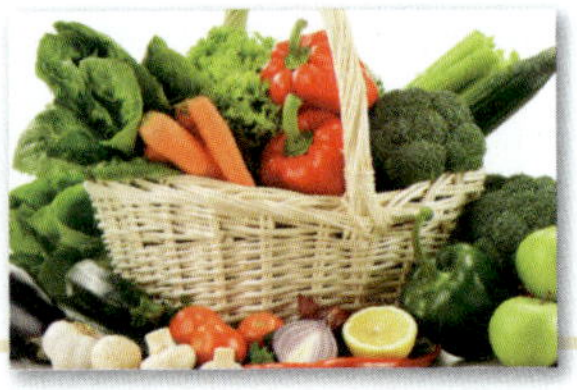

Mineralstoffe und Spurenelemente

Bei dieser Gruppe von Mikronährstoffen handelt es sich um anorganische Substanzen, die dem Organismus mit der Nahrung zugeführt werden müssen. Der Mensch benötigt mengenmäßig mehr als 50 mg pro kg Körpergewicht von den folgenden Mineralstoffen, die deshalb auch als Mengenelemente bezeichnet werden: Natrium, Kalium, Calcium und Magnesium sowie Phosphat, Chlorid und Sulfat. Diese Mengenelemente bilden rund drei Prozent der Körpermasse. Die Konzentration der Spurenelemente liegt bei maximal 50 mg pro kg Körpergewicht. Alle Spurenelemente im Körper zusammen wiegen nur 8 – 9 g. Die wichtigsten Spurenelemente sind Chrom, Eisen, Jod, Kupfer, Mangan, Molybdän, Selen und Zink. Spurenelemente sind Bestandteil von Enzymen und Hormonen. Ein Mangel kann zu erheblichen Störungen im Stoffwechsel führen. Im Körper des Menschen können auch noch andere Elemente nachgewiesen werden, z.B. Lithium, Vanadium, Bor, Nickel, Silicium und Zinn, die aber nicht als lebensnotwendige Spurenelemente anerkannt werden. Das Kriterium für die Essentialität ist immer, dass ein Mangel an einem Element zu spezifischen gesundheitlichen Störungen führt.
Vegetarier sind durchschnittlich besser mit Mineralstoffen und Spurenelementen versorgt als Nichtvegetarier.

Im Durchschnitt sind Vegetarier besser mit Mineralstoffen und Spurenelementen versorgt als Nichtvegetarier.

Natrium

Natrium befindet sich hauptsächlich außerhalb der Körperzellen in den Körperflüssigkeiten. Es spielt eine wichtige Rolle für die Regulierung des Wasserhaushalts, für das Säure-Basen-Gleichgewicht und für die Übertragung und Weiterleitung von Nervenimpulsen. Auch für die Glucoseresorption und für den Nährstofftransport wird Natrium benötigt.

Zu viel Natrium in Form von Kochsalz kann Bluthochdruck und Osteoporose verursachen. Fleisch, Fleischprodukte sowie manche Käsesorten enthalten besonders viel Natrium.

Die Nahrungsmittel der heutigen Zeit enthalten meist viel zu viel Natrium in Form von Kochsalz. Eine überhöhte Kochsalzzufuhr erhöht das Risiko für Bluthochdruck, Osteoporose und andere Stoffwechselstörungen.
Sehr natriumreich sind Fleisch und Fleischprodukte, aber auch bestimmte Käsesorten. Vegetarier nehmen bei vernünftiger Lebensführung weniger Natrium zu sich als Mischköstler.

Kalium

Der Körper benötigt Natrium für das Säure-Basen-Gleichgewicht, die Muskelfunktionen und das Nervensystem.

Kalium ist der wichtigste Mineralstoff in der Zelle und insofern ein Gegenspieler des Natriums, das hauptsächlich extrazellulär vorkommt. Zusammen mit Natrium ist Kalium an der Regulierung des Wasserhaushaltes, an der Aufrechterhaltung des Säure-Basen-Gleichgewichts, an der Nervenreizweiterleitung und an der Muskelkontraktion beteiligt.
Kalium wird auch zur Aktivierung verschiedener Enzyme benötigt. Vegetarier nehmen mehr Kalium auf als Mischköstler, da viele Pflanzen sehr kaliumreich sind, z.B. weiße Bohnen, Linsen, Spinat, Kartoffeln und Bananen.
Zur Vermeidung von Bluthochdruck und Herz-Kreislauf-Erkrankungen gilt heute eine höhere Kaliumzufuhr als wünschenswert.

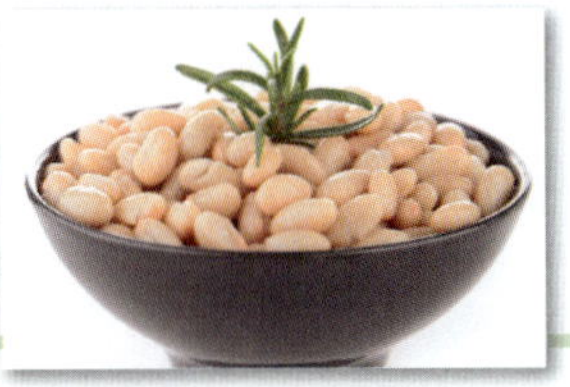
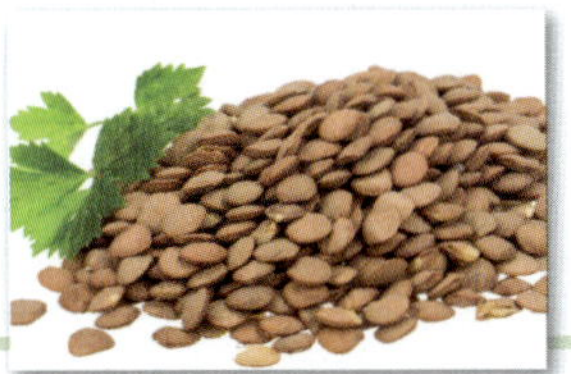
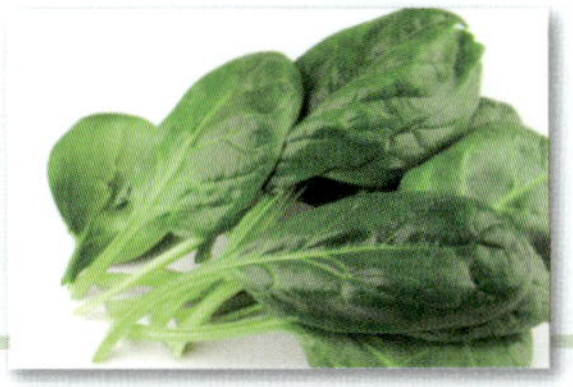
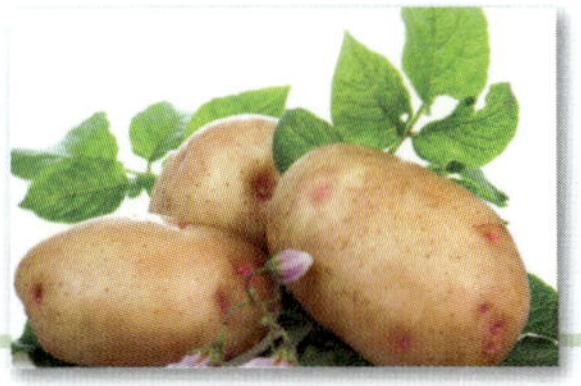
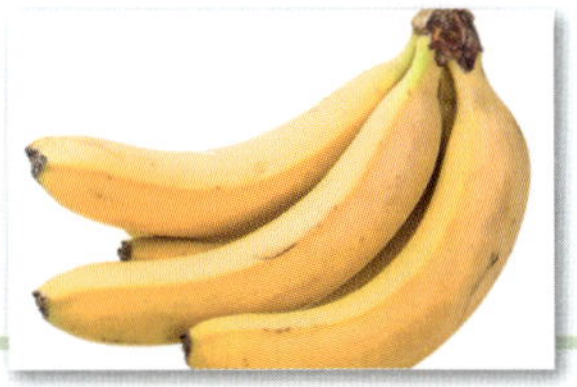

Calcium

Zwei Prozent des Körpergewichts bestehen aus Calcium; der Hauptteil befindet sich als Calciumphosphat im Skelettsystem, einschließlich der Zähne. Neben seiner Funktion als Stabilisator des Skelettsystems hat Calcium zahlreiche andere Funktionen im Stoffwechsel. Es ist beteiligt an der Aktivierung der Gene, an der Freisetzung von Hormonen und Neurotransmittern, an der Steuerung der neuromuskulären Erregbarkeit, an der Zellteilung etc. Calcium ist einer der wichtigsten Signalstoffe im Zellstoffwechsel.

Die Calciumversorgung gilt in Deutschland als unzureichend – ein Risikofaktor für die Knochengesundheit. Die Empfehlungen zur Höhe der Calciumzufuhr für einen gesunden Knochenstoffwechsel werden ständig heraufgesetzt. Für die Calciumbilanz ist aber nicht nur die Zufuhr maßgeblich, sondern vor allem auch die Calciumausscheidung über den Urin. Wer also auf seine Knochengesundheit achten möchte, sollte mit Kochsalz sparsam umgehen. Für gesunde Knochen sind neben Calcium auch viele andere Mikronährstoffe von Bedeutung, z.B. Kalium, Magnesium, Vitamin C, Folsäure, Vitamin B12, Vitamin K, Kupfer, Zink und Mangan. Grünes Gemüse, z.B. Fenchel, Grünkohl, Broccoli, Mangold sowie Petersilie, Hülsenfrüchte, Sesamsamen und Nüsse sind gute Calciumquellen.

Calcium ist in grünem Gemüse, in Hülsenfrüchten, Sesam und Nüssen enthalten. Es ist wichtig für die Knochengesundheit.

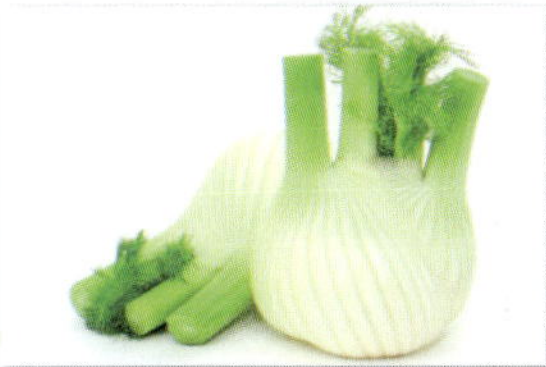
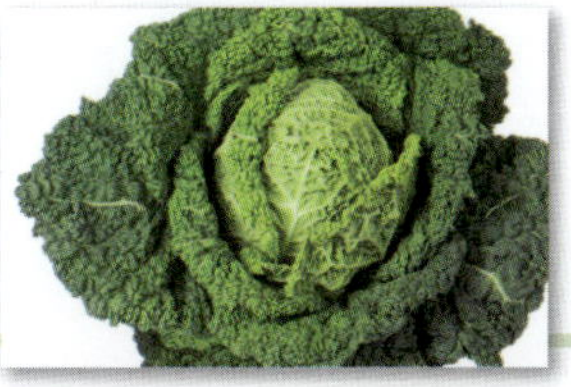
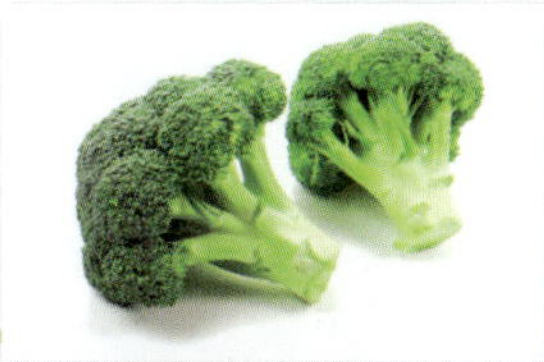
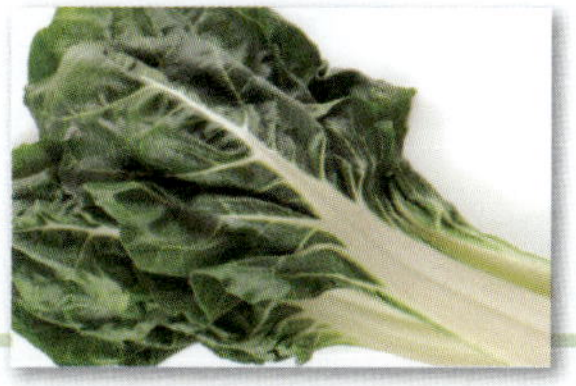
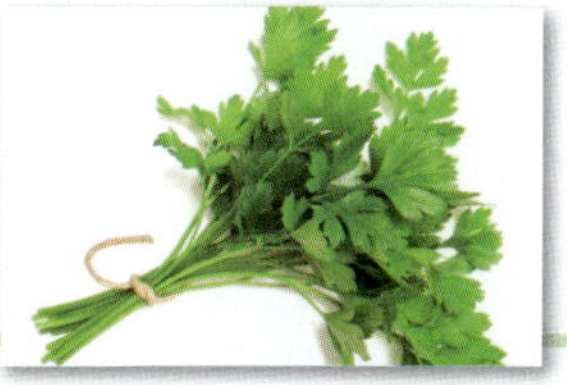
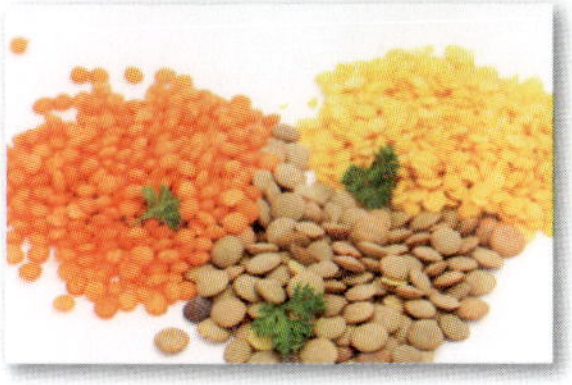
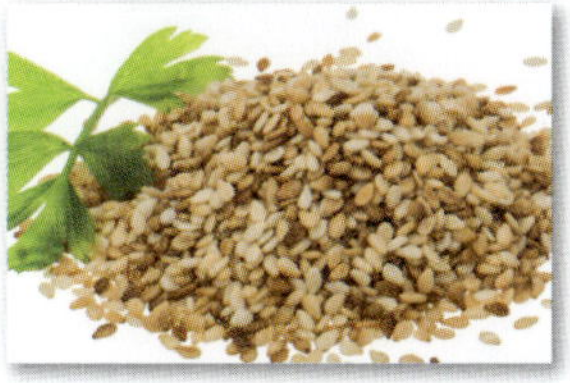
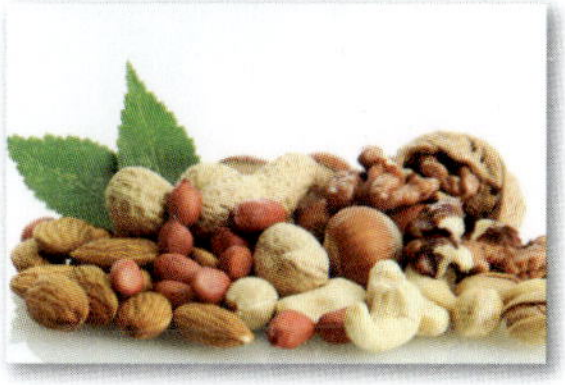

Ein Mangel an Magnesium kann zu Übererregbarkeit, Muskelkrämpfen, Nervosität und Herzrhythmusstörungen führen.

Magnesium

Magnesium gehört, ebenso wie Natrium, Calcium und Kalium, zu den Elektrolyten. Es ist ein wichtiger Aktivator zahlreicher Enzyme im Energiestoffwechsel und wird für die Knochenmineralisation sowie für die Muskelkontraktion und Nervenreizweiterleitung benötigt.

Magnesium ist der Antistress-Mineralstoff; ein Mangel kann zu nervöser Übererregbarkeit, Muskelkrämpfen, erhöhter Nervosität, Herzrhythmusstörungen etc. führen.

Vegetarier haben eine deutlich bessere Magnesiumversorgung als Mischköstler. Alle grünen Blattsalate und Gemüse enthalten Magnesium, da dieses Bestandteil des grünen Pflanzenfarbstoffes Chlorophyll ist. Gute Magnesiumquellen sind auch Haferflocken, Vollkornbrot, Sonnenblumenkerne und Nüsse.

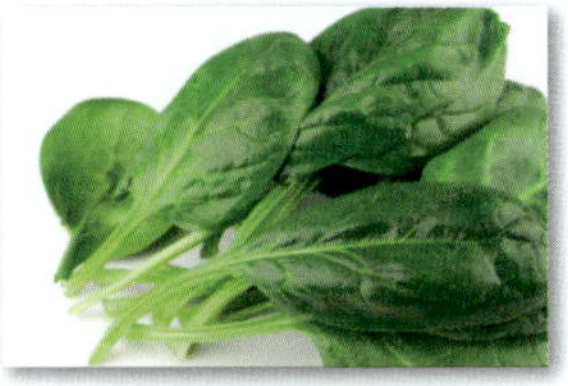

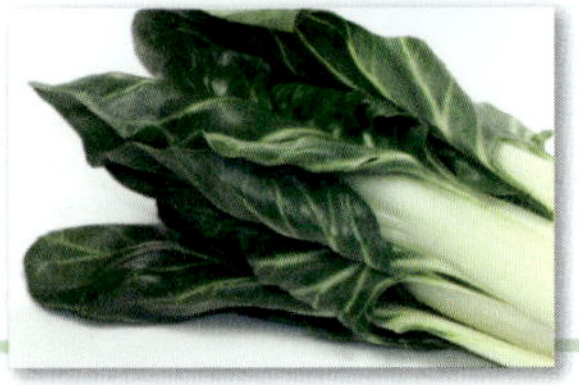

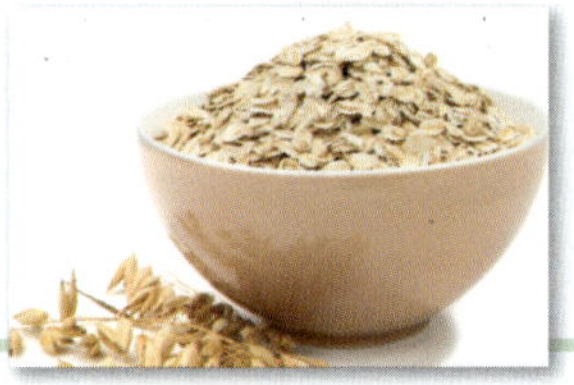

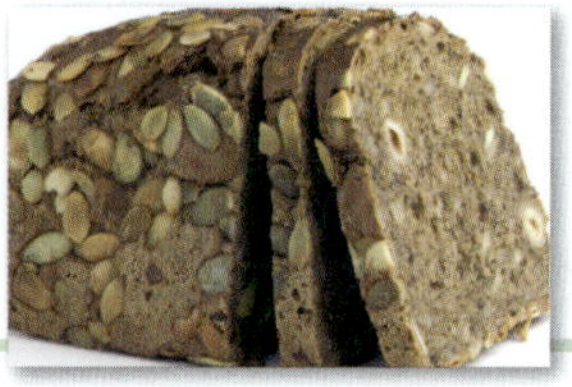

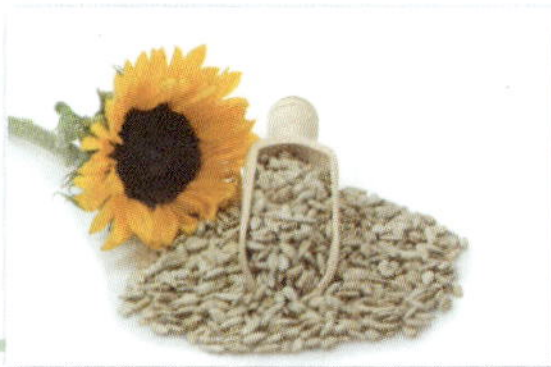

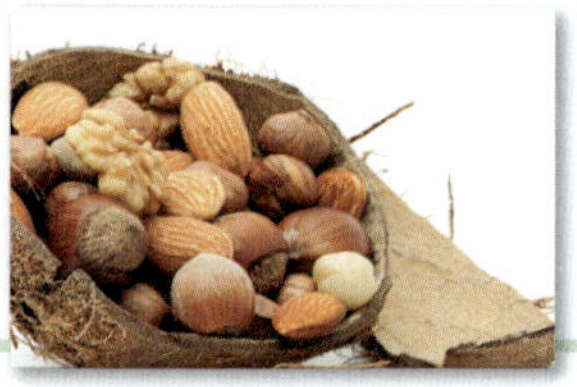

Selen

Selen galt vor einigen Jahrzehnten noch als ausschließlich giftiges Metall. Inzwischen hat man mehrere selenhaltige Proteine im Stoffwechsel entdeckt, die für unterschiedliche Funktionen erforderlich sind. Selenhaltige Enzyme spielen eine wichtige Rolle beim Schutz vor freien Radikalen, und sie werden für die Regulierung der Genaktivität und des Zellmilieus benötigt. Andere selenhaltige Proteine sind für die Bildung der Schilddrüsenhomone unerlässlich.

Insgesamt spielt Selen eine wichtige Rolle für die Immunkompetenz und hat entzündungshemmende Eigenschaften. Vor allem zeigte sich in vielen Studien eine antikanzerogene Wirkung, das heißt: Eine gute Selenversorgung kann vor verschiedenen Tumorarten schützen.

Selen hat entzündungshemmende Wirkung und ist wichtig für das Immunsystem.

Außerdem ist Selen hilfreich bei allen Erkrankungen, die mit einer erhöhten Entzündungsaktivität einhergehen. Die Selenversorgung ist in Mitteleuropa insgesamt unbefriedigend, sowohl bei Mischköstlern als auch bei Vegetariern. Das liegt hauptsächlich daran, dass die Böden in Mitteleuropa selenarm sind, weshalb die darauf wachsenden Pflanzen wenig Selen enthalten. Nüsse sind relativ gute Selenlieferanten.

Nüsse enthalten relativ viel Selen.

Da das Spurenelement Selen einen wichtigen Schutzeffekt gegen alle Erkrankungen hat, die auf der Wirkung freier Radikale beruhen, empfiehlt sich eine Abklärung der Selenkonzentration im Blut und gegebenenfalls die Einnahme eines Nahrungsergänzungsmittels.

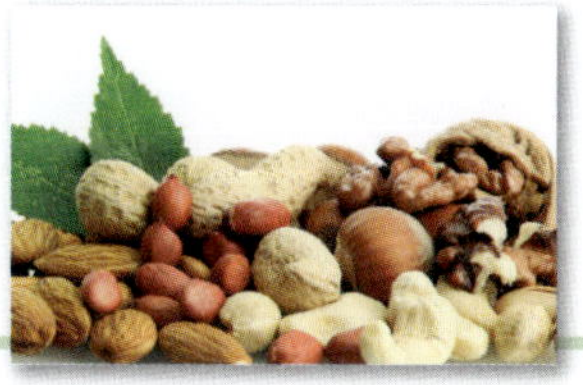

Kupfer

Kupfer ist an einer großen Zahl von physiologischen Funktionen beteiligt, wobei es als Komponente von Enzymen und Proteinen auftritt.

Dieses Spurenelement ist erforderlich für Wachstum, Immunsystem, Knochenfestigkeit, Eisentransport und -stoffwechsel, Hirnentwicklung, zellulären Energiestoffwechsel, Bindegewebssynthese, Pigmentbildung in Haut, Haaren und Augen sowie für die Synthese von Neurotransmittern.

Kupfer benötigt der Körper unter anderem für das Wachstum, für den Eisentransport, für das Immunsystsem und für die Knochen.
Gute Kupferlieferanten sind Hülsenfrüchte, Nüsse und Vollkornprodukte.

Gute Kupferlieferanten sind Hülsenfrüchte, Nüsse und Vollkornprodukte. Vegetarische Kostformen enthalten häufig mehr Kupfer als nichtvegetarische Mischkost.

Kupfer ist zwar aus pflanzlichen Lebensmitteln etwas schlechter bioverfügbar als aus tierischen; trotzdem haben Vegetarier in der Regel eine bessere Kupferversorgung als Mischköstler.

Ähnlich dem Spurenelement Zink wird Kupfer dann besser bioverfügbar, wenn die Phytate in den Randschichten der Getreidekörner durch eine traditionelle 24-stündige Sauerteigbrotführung abgebaut werden.

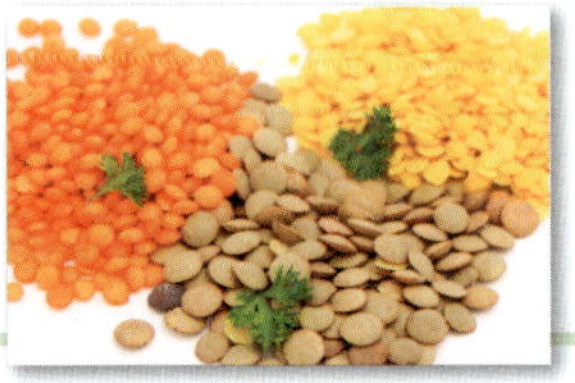
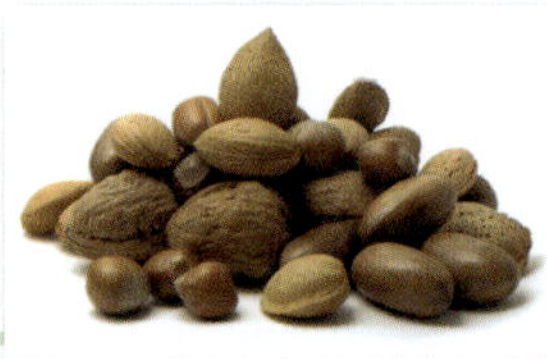
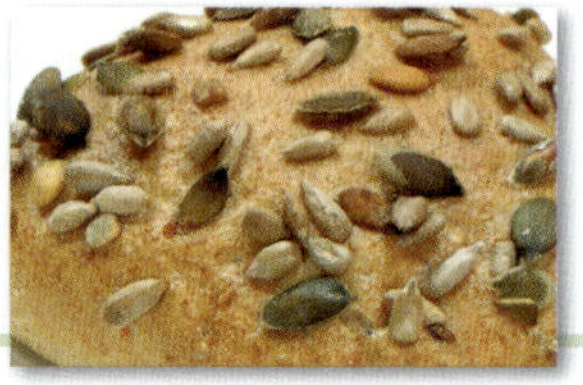

Zink

Zink ist ein Spurenelement mit sehr umfangreichen Funktionen im Stoffwechsel. Mehr als 300 Enzymreaktionen sind zinkabhängig. Es spielt eine zentrale Rolle für die Aktivität des Immunsystems, für die Wundheilung, den Hautstoffwechsel, die Fortpflanzung und für alle Sinnesfunktionen. Auch für den Alkoholabbau und für die Abatmung von Kohlendioxid ist Zink erforderlich. Ein Zinkmangel beeinträchtigt die körperliche Leistungsfähigkeit.

Vegetarier haben in der Regel eine ausreichende Zinkzufuhr. Zink ist ein gutes Beispiel dafür, dass die Konzentration eines Spurenelements in einem Nahrungsmittel nicht zwangsläufig bedeutet, dass dieses dem Organismus auch in vollem Umfang zugute kommt. Beispielsweise enthalten die Randschichten der Getreidearten relativ viel Zink; die Zinkresorption im Darm wird aber durch die Phytinsäure gehemmt, die ebenfalls in den Randschichten der Getreidekörner vorhanden ist. Es gibt einige Möglichkeiten, den Gehalt an Phytinsäure zu vermindern. So erhöht z.B. die unter dem Stichwort „Kupfer" bereits genannte traditionelle 24-stündige Sauerteigbrotführung deutlich die Zinkverfügbarkeit, weil die Phytinsäure durch die Gärung abgebaut wird. Gute pflanzliche Zinkquellen sind – mit oben erwähnter Einschränkung – Vollkornprodukte, Hülsenfrüchte und Haferflocken.

Zink findet sich in Vollkornprodukten, Hülsenfrüchten und Haferflocken. Es ist unter anderem wichtig für das Immunsystem, für die Wundheilung und alle Sinnesfunktionen.

Generell ist die Zinkversorgung in Deutschland nicht optimal, so dass bei einem erhöhten Zinkbedarf, z.B. aufgrund einer erhöhten Infektanfälligkeit, eine Nahrungsergänzung mit Zink notwendig und sinnvoll sein kann.

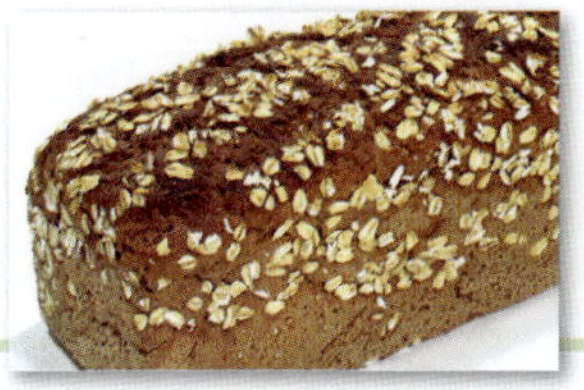
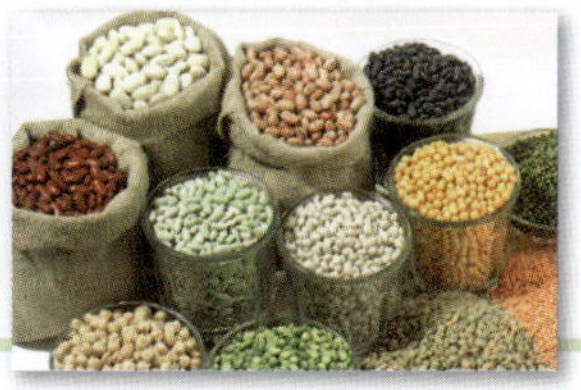
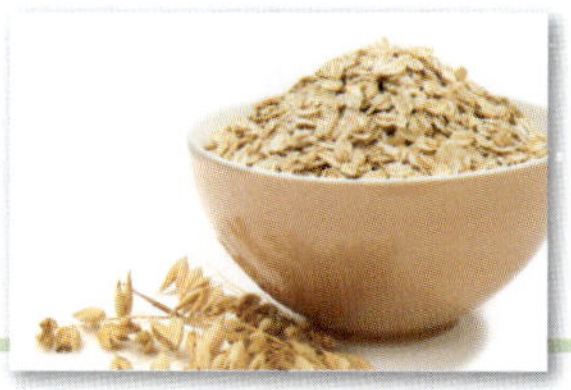

Eisen

Eisen hat im Stoffwechsel eine essentielle Funktion beim Transport und bei der Speicherung von Sauerstoff sowie bei zahlreichen Oxidations- und Reduktionsreaktionen im Körper.

Eisen ist Teil des Blutfarbstoffs Hämoglobin und des Muskelfarbstoffs Myoglobin. Es ist von zentraler Bedeutung für die Energiegewinnung in der Zelle, für die Funktionsfähigkeit der Blutgefäße, für Entgiftungsreaktionen, für die Immunkompetenz sowie für die Synthese verschiedener Stoffwechselprodukte wie Neurotransmitter, Carnitin, Kollagen etc.

Gute pflanzliche Eisenquellen sind Haferflocken, Hirse, Kürbiskerne, Leinsamen und Weizenkleie. Vitamin C erhöht die Aufnahme von Eisen aus der Nahrung.

Eisen spielt eine wichtige Rolle im Gehirn für die Myelinsynthese, Bildung von Synapsen und Dentriten, Nervenimpulsübertragung, Energiegewinnung der Nervenzellen etc.

Ein Eisenmangel in der frühen Kindheit führt zu einer nachhaltigen Schädigung der Hirnentwicklung. Diese Störungen bilden sich auch dann nicht zurück, wenn in späteren Jahren die Eisenversorgung ausreichend oder gut ist.

Die Notwendigkeit des Fleischverzehrs wird häufig damit begründet, dass ohne Fleisch eine ausreichende Eisenversorgung nicht möglich sei. Dieses Argument ist schlichtweg falsch.

Untersuchungen haben gezeigt, dass erwachsene Vegetarier meist eine relativ hohe Eisenaufnahme haben, die die der Mischköstler übersteigt. Das Hämeisen, also die Eisenverbindung in Fleisch und Wurst, wird zwar etwas besser resorbiert als das pflanzliche Eisen, hat aber verschiedene nachteilige Effekte (siehe das Kapitel „Fleisch essen macht krank“).

Verschiedene Substanzen können die Eisenaufnahme aus pflanzlicher Kost entweder begünstigen oder behindern. Hinderlich ist z.B. Phytinsäure, die in Kaffee, Kakao oder Schwarztee enthalten ist. Förderlich sind Vitamin C und organische Säuren, die in Obst und Gemüse vorkommen.

Pflanzliche eisenreiche Nahrungsmittel sind Weizenkleie, Hirse, Haferflocken, Kürbiskerne, Leinsamen und Pistazien.

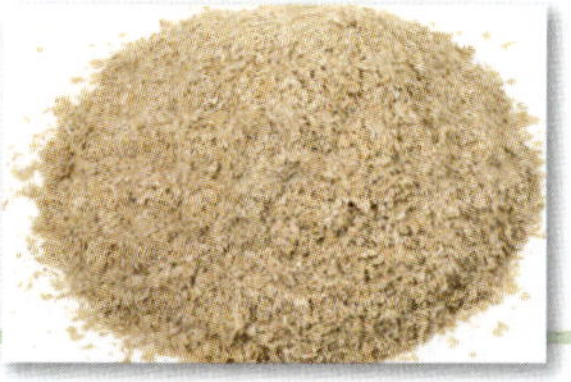
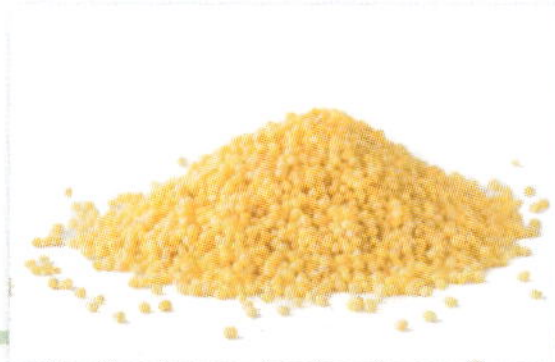
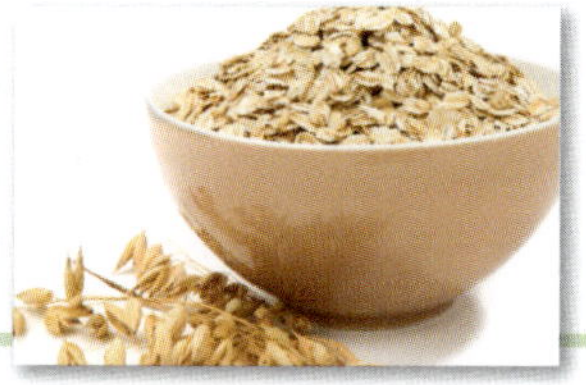
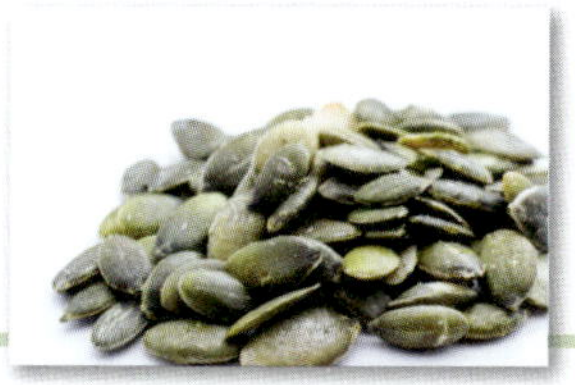
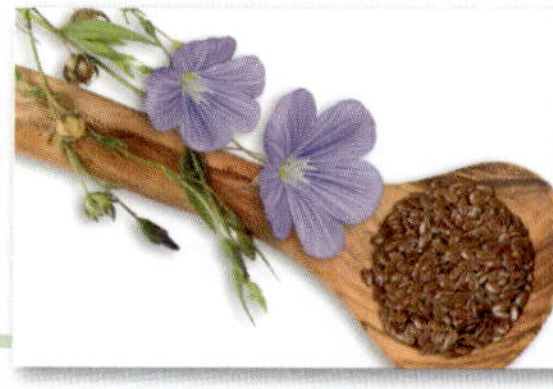
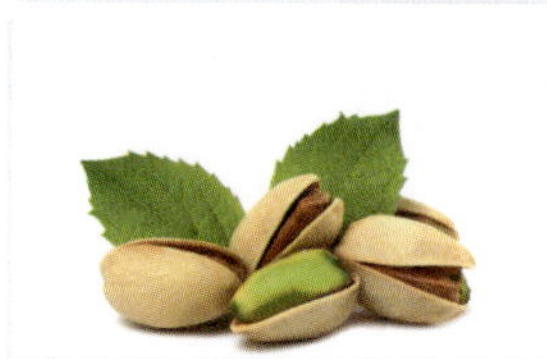

Mangan

In pflanzlichen Lebensmitteln sind im Allgemeinen größere Mengen an Mangan enthalten als in tierischen Produkten.

Hohe Gehalte weisen z.B. schwarzer Tee sowie Nüsse, Vollgetreide und grünes Blattgemüse auf.

Mangan ist Bestandteil oder Aktivator zahlreicher Enzyme im Stoffwechsel. Es wirkt am antioxidativen Schutz der Mitochondrien mit, an der Knorpel- und Knochensynthese sowie an der Neubildung von Glucose. Bei einem Manganmangel kann es zu Störungen im Knochen- und Kohlenhydratstoffwechsel kommen.

Mangan wirkt im Körper als Zellschutz und ist wichtig für den Knochenstoffwechsel.

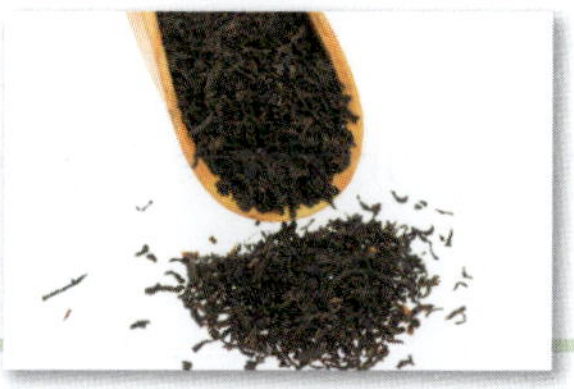
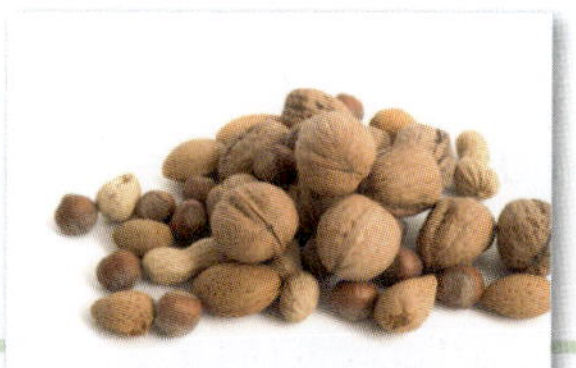
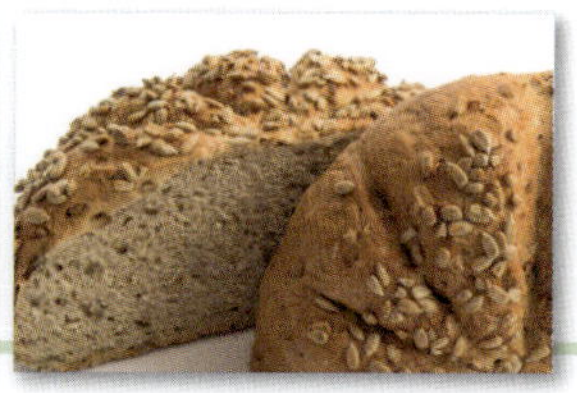
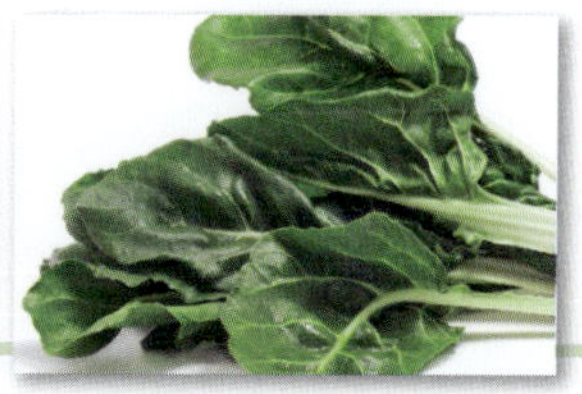

Chrom

Chrom ist an der Blutzuckerregulation beteiligt.

Chrom wird vom Stoffwechsel zwar nur in sehr kleinen Mengen benötigt, hat aber einen bedeutenden Anteil an der Weiterleitung des Insulinsignals in die Zelle. Das Hormon Insulin bindet an der Zelloberfläche an spezifischen Insulinrezeptoren an, die dann die biochemische Botschaft des Insulins in das Zellinnere weiterbefördern. Die Weiterleitung dieses Signals erfolgt über das chromhaltige Peptid Chromodulin. Chrom hat auch eine gewisse Bedeutung für die Aktivierung von Genen im Glucosestoffwechsel.

Bei einem Chrommangel ist die Blutzuckerregulation beeinträchtigt, was sich in einem zu hohen oder einem zu niedrigen Blutzucker zeigen kann.

Eine optimale Chromversorgung kann auch bei Diabetikern häufig die Blutzuckerspiegel bessern.

Chromhaltige pflanzliche Nährstoffe sind Hefe, Pfefferkörner, Vollkorngetreide, Weizenkeime, Nüsse, Pflaumen und Kakao.

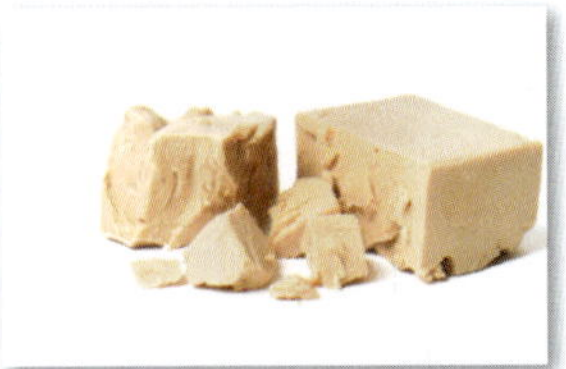

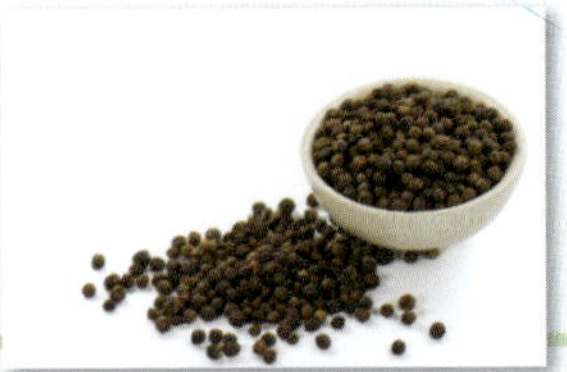

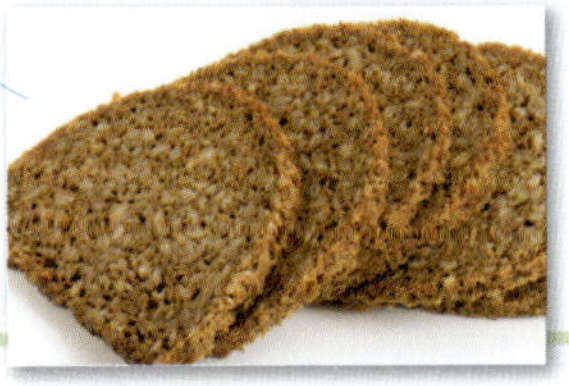

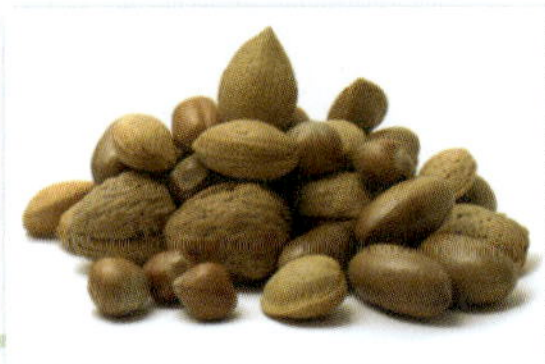

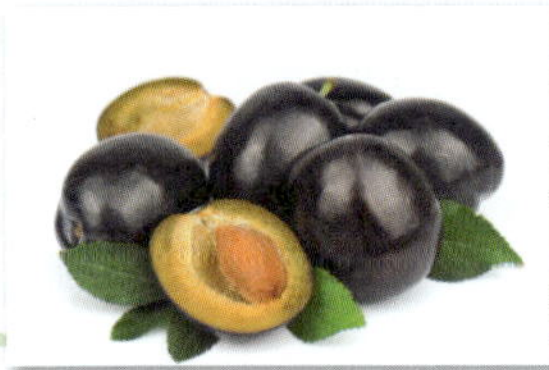

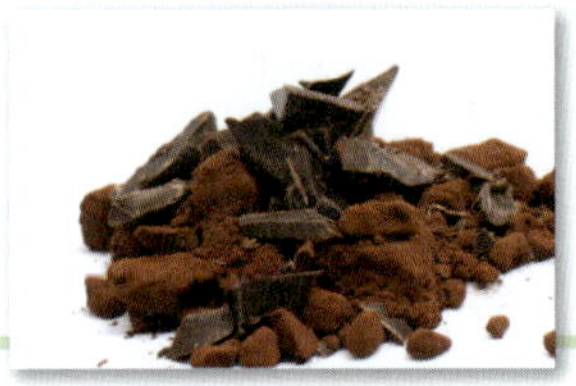

Sekundäre Pflanzeninhaltsstoffe

Der Begriff „Sekundäre Pflanzeninhaltsstoffe" bezeichnet eine Vielzahl unterschiedlicher Verbindungen, die im sogenannten Sekundärstoffwechsel der Pflanze gebildet werden. Das bedeutet: Diese Stoffe haben keine Funktion im Energiestoffwechsel der Pflanze; sie dienen auch nicht als Gerüstsubstanz und sind ebenfalls nicht an Enzymreaktionen beteiligt, wie z.B. die Vitamine.
Die Pflanze bildet diese Substanzen als Schutz- und Abwehrstoffe sowie als Farbstoffe und Wachstumsregulatoren. Fünf- bis zehntausend dieser Substanzen kommen natürlicherweise in der menschlichen Ernährung vor. Da sie im eigentlichen Sinne keinen Nährwert aufweisen, wurden sie früher in der Ernährungswissenschaft als eher schädlich, zumindest aber als überflüssig eingestuft. Aufgrund des wissenschaftlichen Erkenntniszuwachses in den letzten Jahren stellte sich immer mehr heraus, dass den sekundären Pflanzeninhaltsstoffen eine Vielzahl gesundheitsförderlicher Funktionen zu eigen ist und sie wesentlich zum gesundheitlichen Wert der pflanzlichen Kost beitragen.
Vegetarier haben eine höhere Zufuhr sekundärer Pflanzenstoffe und sicherlich auch deshalb geringere Krankheitsrisiken als Mischköstler.
Im Folgenden werden einige Gruppen dieser sekundären Pflanzenstoffe kurz vorgestellt:

Den sekundären Pflanzeninhaltsstoffen ist eine Vielzahl gesundheitsförderlicher Funktionen zu eigen.

Carotinoide

Die Carotinoide sind eine weitverbreitete Gruppe von Pflanzenfarbstoffen.
Bisher konnten 14 verschiedene Carotinoide im Blut nachgewiesen werden.
In der menschlichen Ernährung ist das Betacarotin wohl der bekannteste Vertreter dieser Gruppe. Hohe Konzentrationen finden sich in Möhren, Spinat und Aprikosen.

Betacarotin hat eine Provitamin-A-Wirkung, das heißt, der menschliche Organismus kann im Bedarfsfall daraus Vitamin A herstellen. Außerdem ist Betacarotin eine sehr bedeutende antioxidative Verbindung, die besonders die Fette in den Zellmembranen schützt. Eine hohe Zufuhr von Betacarotin kann die Sonnenbrandneigung vermindern und wirkt insgesamt immunstimulierend.

Carotinoide haben unter anderem einen Schutzeffekt gegen Herz-Kreislauf-Erkrankungen.

Ein anderes wertvolles Carotinoid ist das Lykopin, ein roter Pflanzenfarbstoff, der sich in hohen Konzentrationen in Tomaten und Wassermelonen findet. Es gibt Hinweise aus Studien, dass Lykopin einen vorbeugenden Effekt gegen Arteriosklerose hat und das Risiko für bestimmte Krebserkrankungen vermindern kann, wie z.B. den Protstatakrebs und Tumore des Verdauungstraktes.

Weitere Carotinoide sind das Lutein und Zeaxanthin. Hohe Konzentrationen finden sich in Grünkohl, Spinat und Broccoli. Die wesentlichste medizinische Bedeutung dieser beiden Substanzen dürfte in der Vorbeugung und Therapie von Augenerkrankungen liegen, vor allem der altersabhängigen Makuladegeneration.

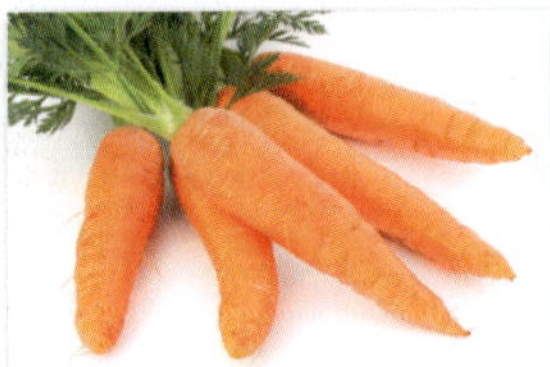

Der vermehrte Verzehr carotinoidreicher Nahrungsmittel hat eindeutig einen Schutzeffekt gegenüber Herz-Kreislauf-Erkankungen, während dieser z.B. für Betacarotin als Einzelsubstanz nicht gegeben ist. Nahrungsmittel sind mehr als die Summe von Einzelsubstanzen. Erst das Zusammenwirken der vielen Bestandteile bewirkt den Wert einen Nahrungsmittels.

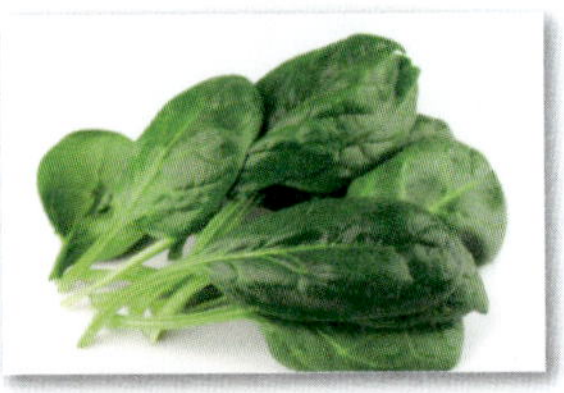

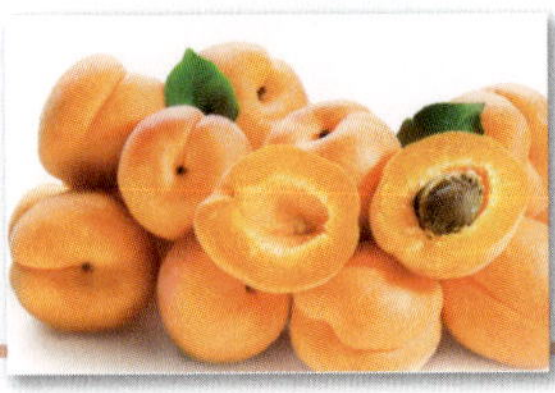

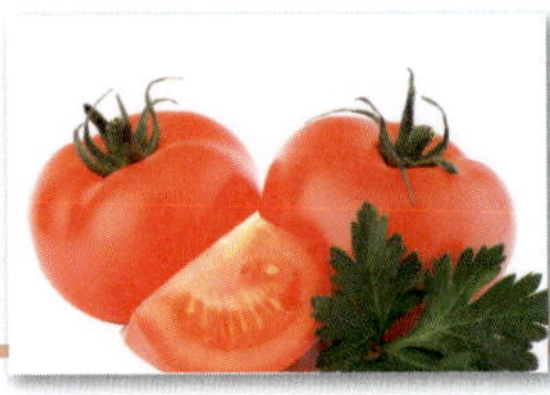

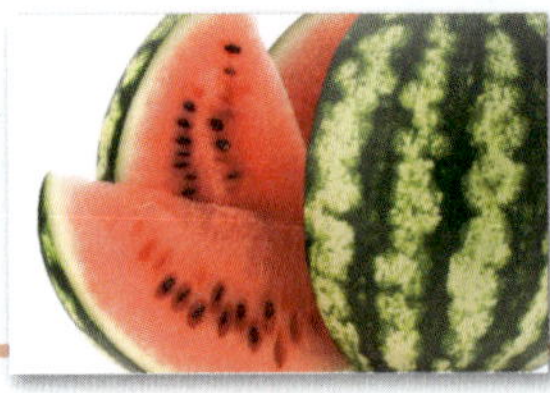

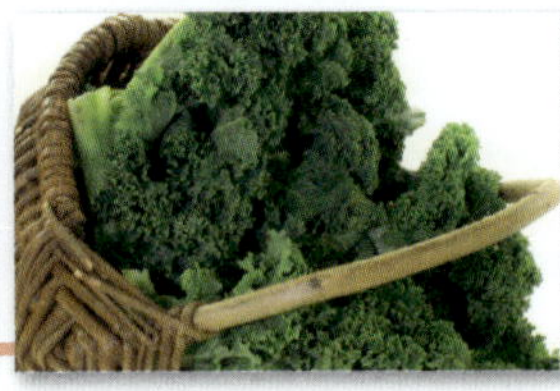

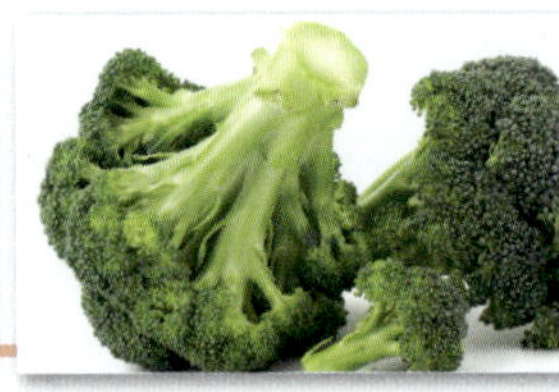

Polyphenole

Polyphenole sind eine riesige Gruppe von Pflanzeninhaltsstoffen, deren bekannteste Vertreter die Flavonoide sind. Derzeit sind zwischen vier- und fünftausend verschiedene Flavonoide bekannt.

Polyphenole helfen, Rheuma, Entzündungen und Krebs vorzubeugen.

Zu den Flavonoiden gehören die Anthozyanfarbstoffe, die sich vor allem in Kirschen, Pflaumen, roten Trauben, Rotkohl und Auberginen finden. Gelbe Flavonoide sind z.B. in Zwiebeln und in Endivien enthalten; verschiedene Gerbstoffe kommen vor allem in Tee und im Rotwein vor.

Polyphenole sind die wichtigste Gruppe pflanzlicher Antioxidantien. Aufgrund ihrer antioxidativen Eigenschaften sind die Polyphenole bei einer Vielzahl von Erkrankungen hilfreich, an denen oxidative Prozesse beteiligt sind, z.B. Arteriosklerose, Rheuma, Entzündungen, Krebserkrankungen etc.

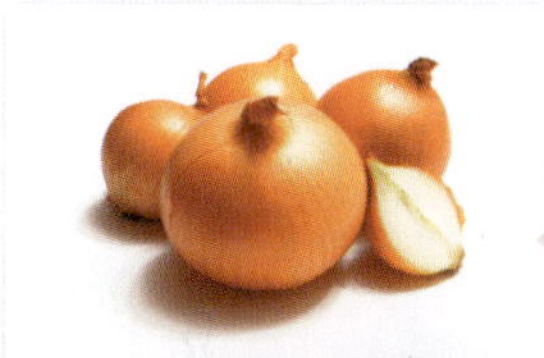

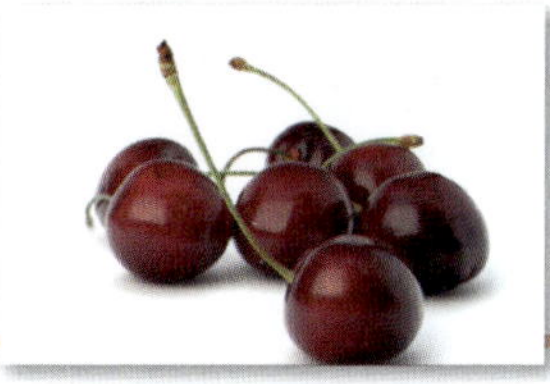

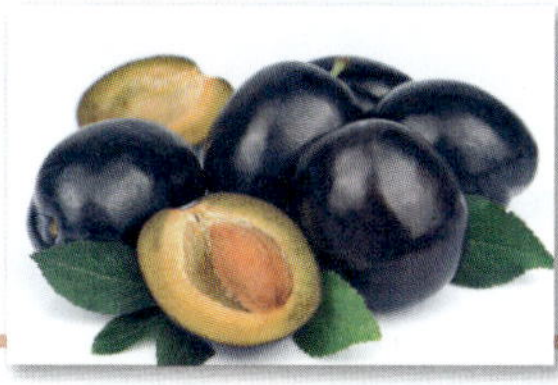

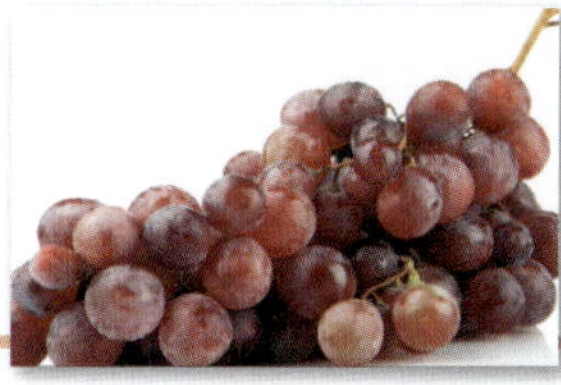

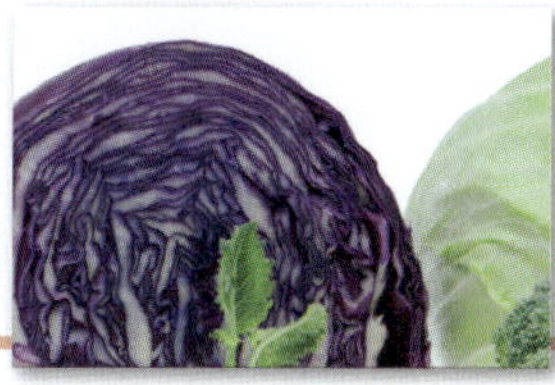

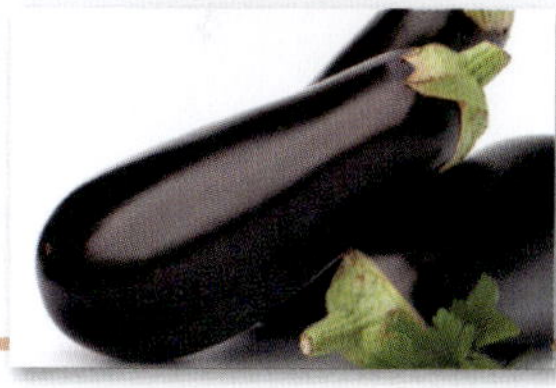

Phytosterine

Phytosterine kommen in nennenswerten Mengen nur in fettreichen Pflanzenteilen vor; Sonnenblumenkerne und Sesam weisen besonders hohe Gehalte auf. Phytosterine haben eine ähnlich chemische Struktur wie Cholesterin und können die Cholesterinaufnahme im Darm stark reduzieren. Das ist besonders für jene Menschen von großem Interesse, die einen zu hohen Cholesterinspiegel haben.

Phytosterine regulieren den Cholesterinspiegel.

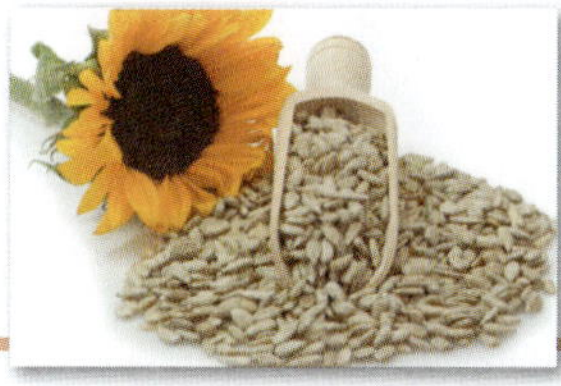

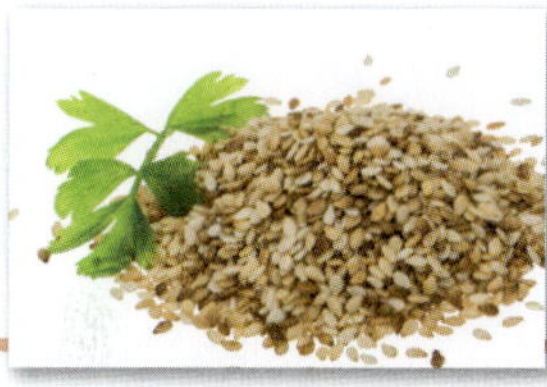

Glucosinolate

Glucosinulate haben eine krebsvorbeugende Wirkung.

Die Glucosinolate sind vor allem für den typischen Geschmack von Kohlgemüsen wie Rosenkohl, Rotkohl, Kohlrabi, Broccoli und der scharf schmeckenden Pflanzen wie Kresse, Rettich, Knoblauch, Senf und Meerrettich verantwortlich. Es gibt zunehmend wissenschaftliche Beweise dafür, dass Glucosinolate eine krebsvorbeugende Wirkung haben. Sie verfügen auch über leicht antibiotische Eigenschaften und können deshalb bei Infektionen der Atem- und Harnwege hilfreich sein.

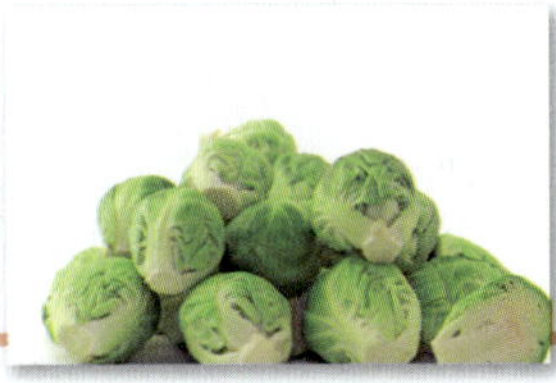
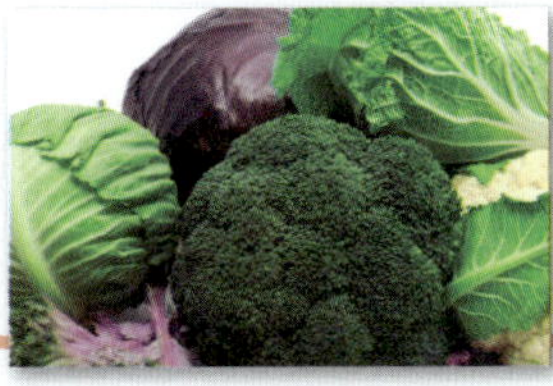
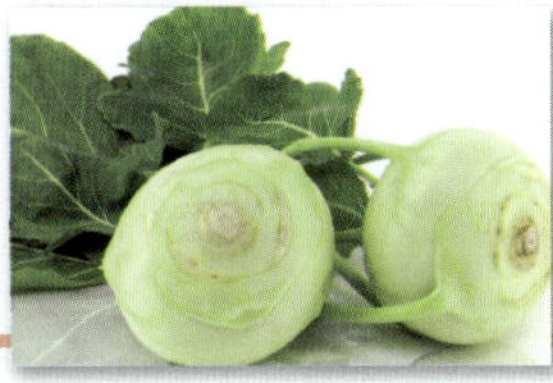
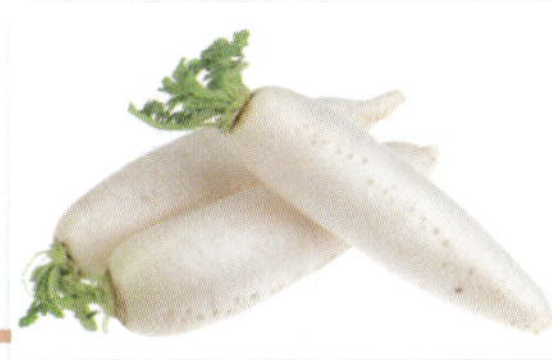
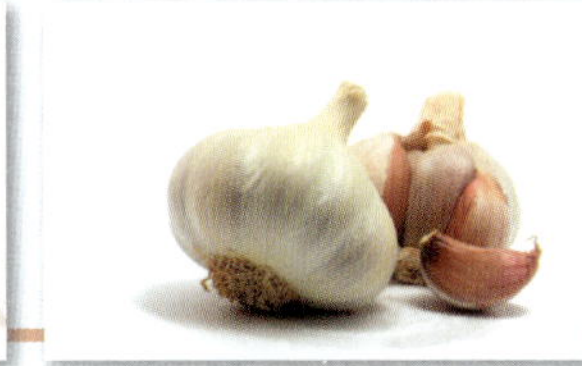

Sulfide

Sulfide schützen vor Herz-Kreislauf-Erkrankungen.

Sulfide sind flüchtige schwefelhaltige Substanzen; diesen verdanken vor allem Lauchgewächse ihren intensiven Geschmack und nachhaltigen Geruch. Sulfide sind reichlich enthalten in Knoblauch, Bärlauch, Zwiebeln, Lauchzwiebeln, Schnittlauch, Lauch, Spargel und Schalotten. Ähnlich wie die Glucosinolate, können auch die Sulfide als eine Art natürliches Antibiotikum bezeichnet werden. Sie haben ein antikanzerogenes Potential und einen Schutzeffekt gegenüber Herz-Kreislauf-Erkrankungen, können erhöhte Cholesterinspiegel senken und überschießende Entzündungsreaktionen günstig beeinflussen. Außerdem gibt es Hinweise darauf, dass sie blutverdünnende Eigenschaften besitzen.

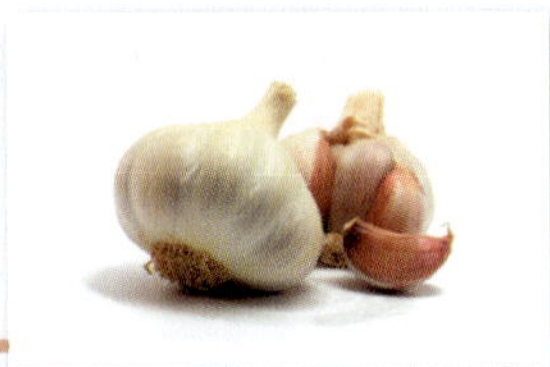
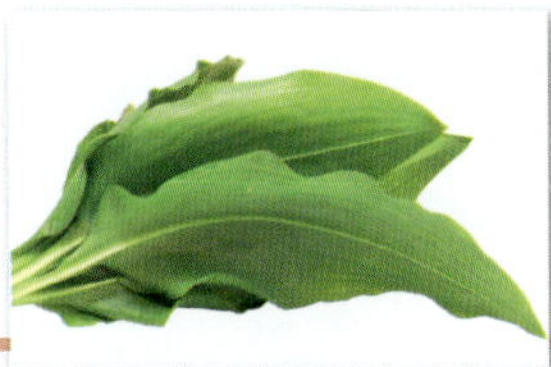
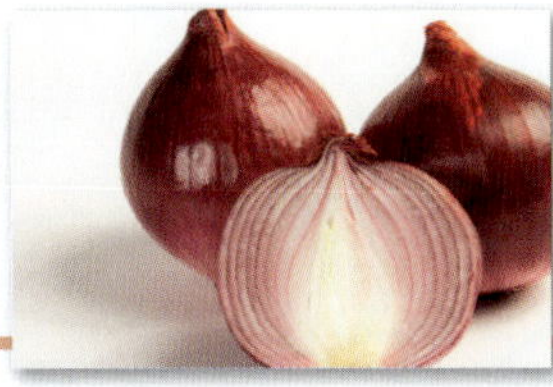
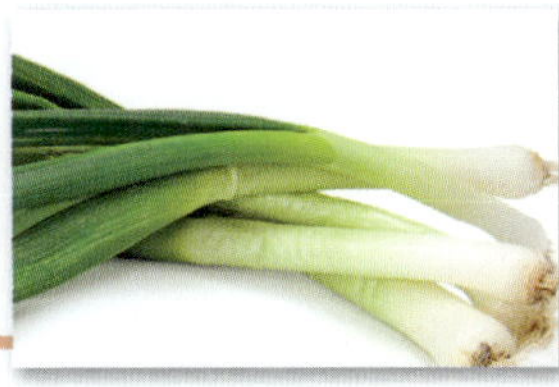
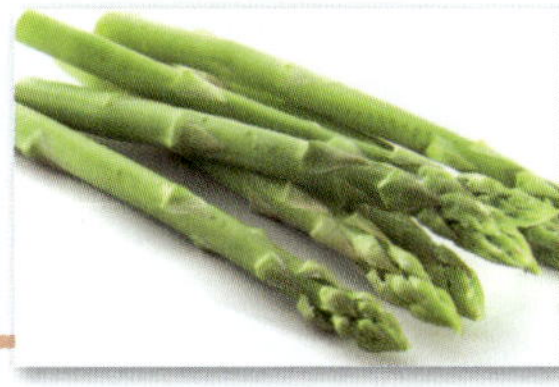

Terpene

Terpene haben eine besondere Bedeutung als pflanzliche Aromastoffe. Sie sind Hauptbestandteil ätherischer Öle und deshalb praktisch in allen Pflanzen mit spezifischem Aroma enthalten, z.B. in Kümmel, Citrusfrüchten, Pfefferminze, Muskat, Anis, Pfeffer, Sellerie. Einige Terpenverbindungen weisen antimikrobielle Eigenschaften auf.
Das D-Limonen in Citrusfrüchten und manchen terpenhaltigen Pflanzen, z.B. im Thymian, wirkt auch schleimlösend.

Terpene wirken schleimlösend.

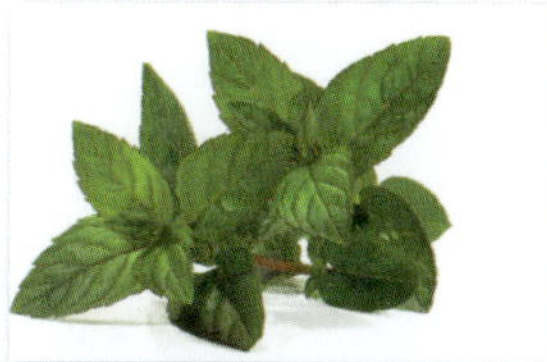

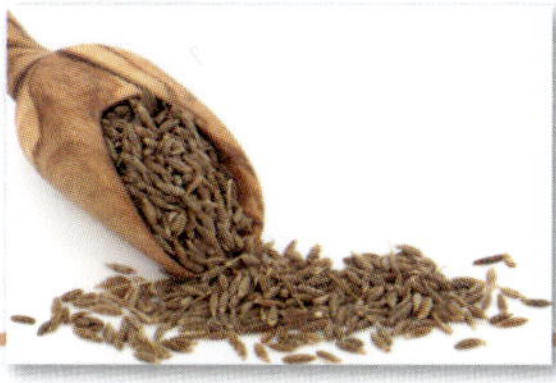

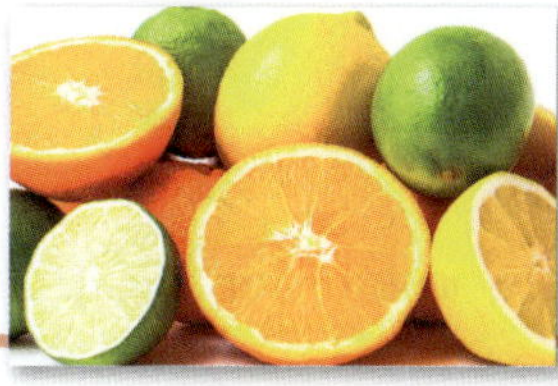

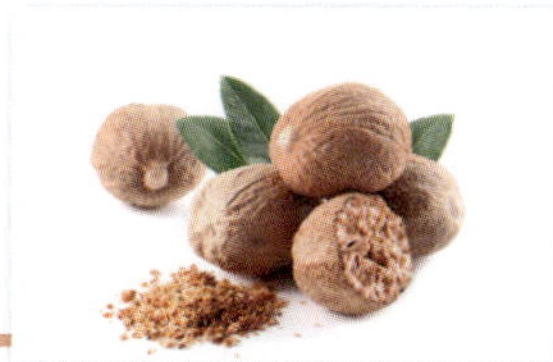

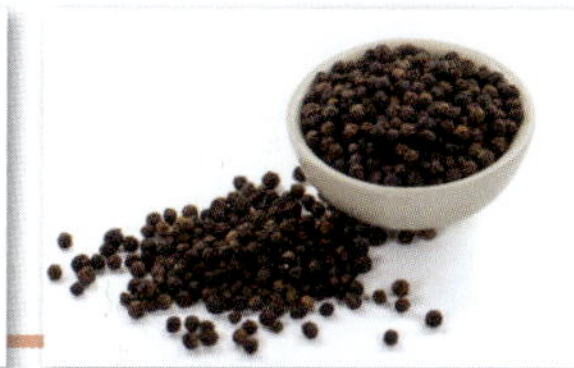

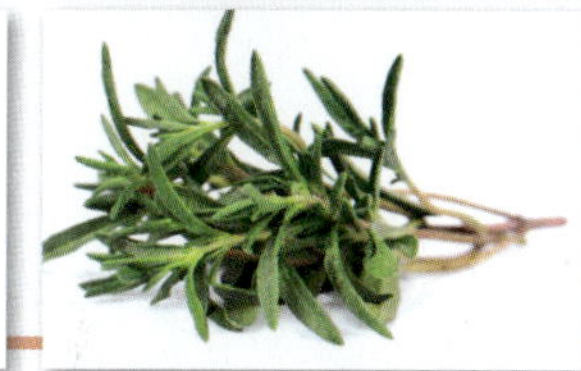

Phytoöstrogene

Von diesen Pflanzeninhaltsstoffen gibt es zwei wichtige Vertreter: die sogenannten Lignane und die Isoflavonoide. Lignane sind in Pflanzen weit verbreitet und kommen besonders reichlich in Vollkornprodukten, Leinsamen, Weizen, Gerste, Sesam, aber auch in Walnüssen vor. Isoflavonoide hingegen sind ausschließlich in tropischen Hülsenfrüchten, wie z.B. der Sojabohne, enthalten. Lignane haben unter anderem einen vorbeugenden Effekt gegen Herzinfarkt. Den Phytoöstrogenen kommt in der Prävention hormonabhängiger Krebsarten, z.B. Brustkrebs und Prostatakrebs, große Bedeutung zu. Außerdem

Phytoöstrogenen kommt in der Krebsvorbeugung eine große Bedeutung zu.

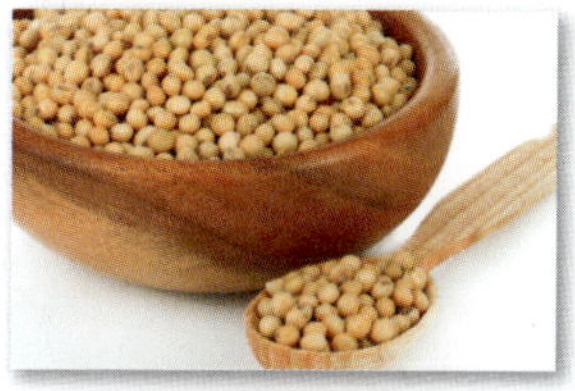

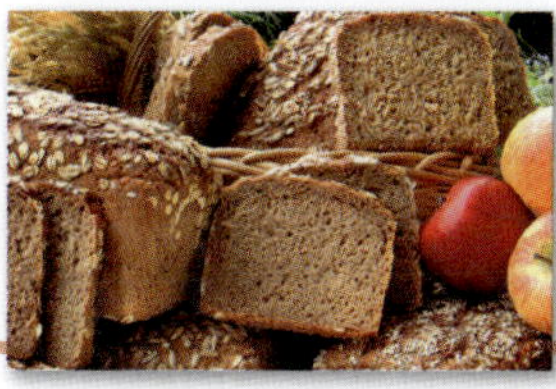

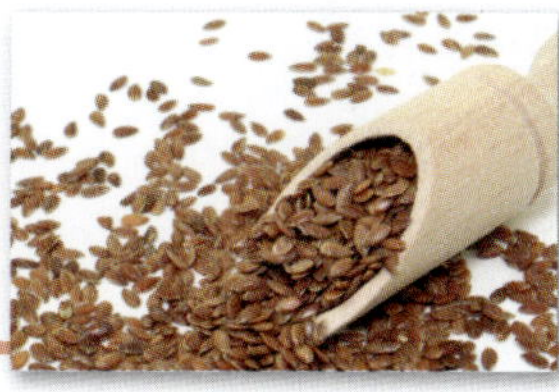

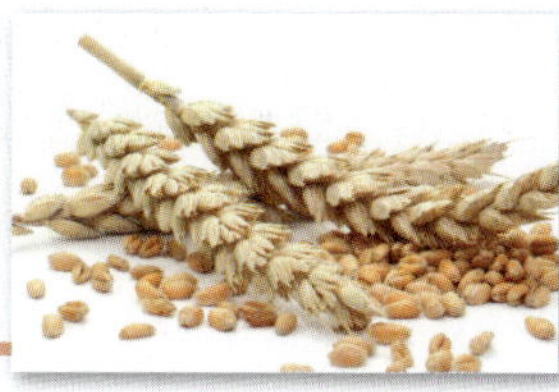

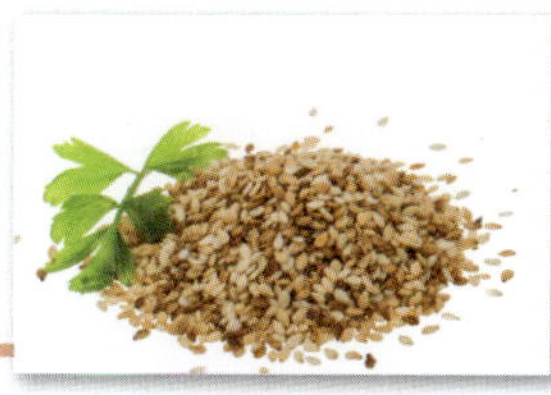

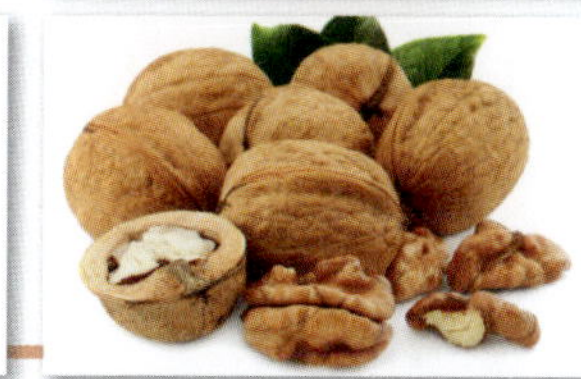

besitzen sie antioxidative Eigenschaften, das heißt, sie schützen die Zellen vor freien Radikalen.

Die Forschungsergebnisse über den gesundheitlichen Nutzen der sekundären Pflanzeninhaltsstoffe zeigen eindrucksvoll, dass pflanzliche Nahrungsmittel auch Heilmittel sind, wie es in der Medizin der Antike der berühmte Arzt Hippokrates in dem Satz formulierte: *„Eure Nahrungsmittel sollen eure Heilmittel sein, und eure Heilmittel sollen eure Nahrungsmittel sein."*

Ballaststoffe

Durch eine ballaststoffreiche Ernährung lässt sich das Risiko für Dickdarmkrebs und Herzinfarkt senken.

Ballaststoffe werden als jener Bestandteil der Nahrung definiert, der von menschlichen Verdauungsenzymen nicht oder nur teilweise abgebaut werden kann. Dazu gehören z.B. die Randschichten des Getreides im Vollkornbrot, die Pflanzenfasern in Gemüse oder Obst, aber auch Quellstoffe wie das Pektin im Apfel. Ballaststoffe passieren unverändert den Dünndarm und werden teilweise im Dickdarm von Darmbakterien verstoffwechselt. Sie besitzen ein hohes Quellvermögen; sie steigern das Volumen der aufgenommenen Lebensmittel und verursachen einen größeren Sättigungseffekt. Zudem erhöhen sie das Stuhlgewicht und beschleunigen dadurch die Darmperistaltik. So wirken sie einer Verstopfungsneigung entgegen.

Durch eine ballaststoffreiche Ernährung nimmt das Risiko für Diverticulose und Dickdarmkrebs ab. Einige Studien zeigten, dass eine hohe Ballaststoffzufuhr das Herzinfarktrisiko vermindert; es konnte eine Senkung des LDL-Cholesterins nachgewiesen werden. Wahrscheinlich tragen die Ballaststoffe auch zu einer Verbesserung der Immunkompetenz bei. Wichtig ist, dass bei einer hohen Ballaststoffzufuhr auch ausreichend getrunken wird, da Ballaststoffe zum Quellen Flüssigkeit benötigen.

Vegetarische Ernährungspyramide

Sonnenlicht
(mind. 15 min pro Tag)
...für Vitamin D
(in den sonnenarmen Monaten kann die Vitamin-D-Versorgung durch entsprechend angereicherte Produkte oder Supplemente gesichert werden)

* **Vitamin B_{12}**
Bei **veganer** Ernährung sollte die sichere Versorgung mit Vitamin B_{12} durch entsprechend angereicherte Produkte (z.B. Sojamilch, Säfte, ...) und Supplemente abgesichert werden.

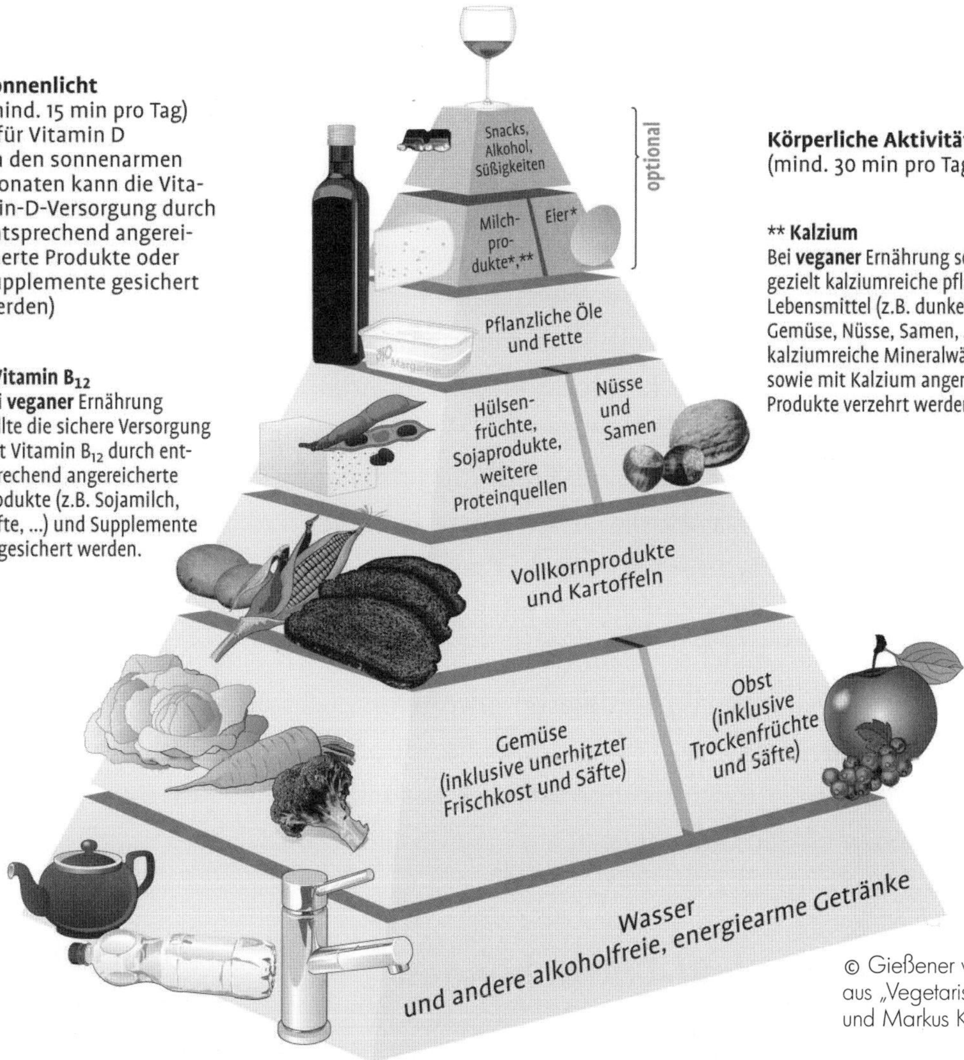

Körperliche Aktivität
(mind. 30 min pro Tag)

** **Kalzium**
Bei **veganer** Ernährung sollten gezielt kalziumreiche pflanzliche Lebensmittel (z.B. dunkelgrünes Gemüse, Nüsse, Samen, ...), kalziumreiche Mineralwässer sowie mit Kalzium angereicherte Produkte verzehrt werden.

© Gießener vegetarische Lebensmittelpyramide aus „Vegetarische Ernährung" von Claus Leitzmann und Markus Keller, Eugen Ulmer Verlag

Eine Ernährungspyramide ist eine graphische Darstellung von Ernährungsempfehlungen. Die an der Basis der Pyramide abgebildeten Lebensmittel sollen reichlich verzehrt werden, die an der Spitze in geringer Menge.

Fleisch essen macht krank

Nach wie vor sind Fleisch, Wurst und Fisch für die meisten Menschen selbstverständliche Bestandteile ihrer täglichen Ernährung. Es ist sogar die Meinung weit verbreitet, dass es sich hierbei um besonders wertvolle und gesundheitsförderliche Nahrungsmittel handelt. Fleisch gilt sozusagen als das Wesentliche einer Mahlzeit; andere Nahrungsmittel bezeichnet man als „Beilage", mit entsprechend geringer Wertschätzung.

Fleisch ist kein „Stück Lebenskraft" – was man spätestens dann erkennen kann, wenn man die Entwicklung der Ernährungsgewohnheiten und der Zivilisationskrankheiten in den letzten Jahrzehnten beobachtet. In allen Ländern, in denen eine fleischbetonte Ernährung gepflegt wird, steigt die Zahl der sogenannten Wohlstandskrankheiten wie Diabetes mellitus Typ 2, Übergewicht, Rheuma, Krebs, Herz-Kreislauf-Erkrankungen etc. drastisch an. Es ist schon seit vielen Jahren verbindlich nachgewiesen, dass Fleisch, Wurst und Fisch für die menschliche Ernährung nicht erforderlich sind und dass Vegetarier meist weniger häufig von diesen erwähnten Zivilisationskrankheiten betroffen sind. Der Verzehr von Fleisch und Fleischprodukten ist nicht nur überflüssig, sondern stellt sogar ein beachtliches gesundheitliches Risiko dar, wie die folgenden Fakten belegen.

In allen Ländern, in denen eine fleischbetonte Ernährung gepflegt wird, steigt die Zahl der sogenannten Wohlstandskrankheiten drastisch an.

Herz-Kreislauf-Erkrankungen

Herz-Kreislauf-Erkrankungen sind mit 30 Prozent aller Todesfälle die häufigsten Todesursachen weltweit. Die Herz-Kreislauf-Erkrankungen beruhen auf atherosklerotischen Veränderungen der Blutgefäße. Für die Entstehung einer

Atherosklerose spielen Ernährungs- und Lebensstilfaktoren eine bedeutende Rolle. Es gibt einen klaren Zusammenhang zwischen der Konzentration des LDL-Cholesterins im Blutserum und der Häufigkeit von Herz-Kreislauf-Erkrankungen. Die Konzentration des LDL-Cholesterins wird durch gesättigte Fettsäuren, wie sie reichlich in Fleisch und Wurst vorkommen, erhöht. Auch andere Inhaltsstoffe des Fleisches fördern die Entstehung von atherosklerotischen Gefäßveränderungen. Zu erwähnen ist hier das Hämeisen, die Eisenverbindung im Fleisch. Hämeisen begünstigt die Oxidation von LDL. Dem oxidierten LDL kommt eine Schlüsselstellung bei der Entstehung der Atherosklerose zu. Die oxLDL-Partikel werden von Fresszellen (Makrophagen) aufgenommen, wodurch sich diese in die typischen Schaumzellen verwandeln. Auch die Arachidonsäure im Fleisch fördert die Entwicklung der Atherosklerose. Aus der Arachidonsäure entstehen entzündungsfördernde Botenstoffe. Inzwischen ist überzeugend nachgewiesen, dass entzündliche Prozesse eine zentrale Rolle für die Gefäßveränderungen spielen.

Inhaltsstoffe im Fleisch fördern die Entstehung von atherosklerotischen Gefäßveränderungen.

Ein Risikofaktor für Herz-Kreislauf-Erkrankungen ist das Homocystein. Homocystein ist ein Metabolit im Stoffwechsel der Aminosäure Methionin. Homocystein wird normalerweise durch die Vitamine B6, B12 und Folsäure schnell abgebaut. Voraussetzung hierfür ist natürlich eine ausreichende Verfügbarkeit dieser Vitamine. Eine hohe Zufuhr tierischer Proteine war mit erhöhten Homocysteinkonzentrationen assoziiert, während pflanzliche Proteine die Homocysteinkonzentration senkten.

Es gibt auch Hinweise aus mehreren Studien, dass der Fleischverzehr einen ungünstigen Effekt auf den Blutdruck ausübt. Auch gab es mehrfach Hinweise in Studien, dass der Verzehr von Fleischprodukten das Risiko für Schlaganfälle erhöht. Auch hier scheint das Hämeisen eine zentrale Rolle zu spielen.

Tumorerkrankungen

Der Fleischverzehr hat einen erheblichen Einfluss auf das Risiko für verschiedene Tumorarten. Vielfach belegt ist, dass der Verzehr von rotem Fleisch mit einem erhöhten Risiko für Dickdarm- und Mastdarmkrebs assoziiert ist. Auch eine Auswertung von fast 40 Studien zeigte, dass der Konsum von rotem Fleisch oder daraus gefertigten Fleischprodukten zu einem erhöhten Risiko für Magenkrebs führt.

Fleischkonsum erhöht das Risiko, an Magenkrebs, Prostatakrebs, Brustkrebs, Nierenkrebs und Darmkrebs zu erkranken.

Es gibt auch immer mehr Hinweise, dass rotes Fleisch das Risiko für andere Tumorarten erhöht: z.B. von Tumoren des Mundraums und des Rachens, des Kehlkopfs, der Speiseröhre, der Bauchspeicheldrüse, der Brustdrüsen, der Gebärmutter, der Eierstöcke, der Lunge und der Niere.

Im roten Fleisch gibt es verschiedene potentiell kanzerogene Substanzen, das heißt Moleküle oder Molekülgruppen, die die Krebsentwicklung fördern. Dazu zählen z.B. die heterozyklischen aromatischen Amine, die beim Erhitzen von Fleisch und Fisch über 200 Grad entstehen. Hinzu kommen die polyzyklischen aromatischen Kohlenwasserstoffe, die man häufig auf gegrilltem Fleisch findet.

Eisen in Form von Hämeisen, das in Fleisch und Fleischwaren vorkommt, ist maßgeblich an der Krebsentstehung beteiligt.

Durch die Fleischverarbeitung mit Nitritpökelsalz entstehen toxische Reaktionsprodukte von Nitrit, so genannte N-Nitroso-Verbindungen. Hohe Gehalte hiervon finden sich in gepökelten Fleischwaren. Bei einem hohen Fleischverzehr können im Darm durch die Aktivität von Bakterien potentiell kanzerogene Substanzen entstehen, z.B. Sulfide, Ammoniak und phenolische Substanzen. Zu erwähnen ist auch hier wieder das Hämeisen, das die Bildung freier Radikale fördert, was dann wiederum Mutationen auslösen kann.

Übergewicht / Diabetes

Der Verzehr von rotem Fleisch korrelierte in mehreren Studien, z.B. aus Brasilien und China, mit dem BMI (Body-Mass-Index). Der BMI war umso höher, je mehr Fleisch gegessen wurde. Eine höhere Aufnahme von rotem Fleisch war auch mit einer Verschlechterung von Laborparametern des Glukosestoffwechsels im Blutserum und mit einer erhöhten Entzündungsaktivität verbunden.

Im Jahr 2011 waren etwa 370 Mio. Menschen, ungefähr fünf Prozent der Weltbevölkerung, von Diabetes mellitus betroffen. Die Zuckerkrankheit ist die Epidemie des 21. Jahrhunderts. Diabetes mellitus Typ 2 ist eine typische Wohlstandserkrankung, die durch den Fleischverzehr stark gefördert wird. Es ist in zahlreichen Untersuchungen überzeugend nachgewiesen worden, dass der Verzehr von rotem Fleisch das Risiko für die Entwicklung eines Typ-2-Diabetes erhöht. Dies haben groß angelegte Studien wie die „Health Professionals Follow-up Study" und die „Nurses´ Health Study" eindrücklich gezeigt.

Durch fleischbetonte Ernährung führt man dem Körper viele gesättigte Fettsäuren zu, die Diabetes hervorrufen können. Diabetes gilt heute als Volkskrankheit Nummer eins.

Auch beim Diabetes mellitus stellt sich natürlich die Frage, welche Faktoren im Fleisch das erhöhte Diabetesrisiko erklären können. Ein hoher Fleischverzehr ist beispielsweise mit einem erhöhten Blutspiegel der Hormone Glukagon und Cortisol assoziiert, was möglicherweise die Bildung einer Insulinresistenz fördert. Möglicherweise ist Hämeisen ein Faktor, der die Betazellen der Bauchspeicheldrüse schädigt. Bekanntlich sind die Betazellen verantwortlich für die Insulinproduktion. Auch Nitrosamine können die Betazellen schädigen. Der Verzehr von Fleisch gilt heute als ein vom Körpergewicht unabhängiger Risikofaktor für die Entstehung von Diabetes.

Erkrankungen des Gehirns

Im September 2012 wurden die Ergebnisse einer Studie von Wissenschaftlern der Harvard Medical School publiziert, aus der hervorging, dass der häufige Verzehr von Fleisch und Milchprodukten offensichtlich eine schädliche Wirkung auf das Gehirn hatte. Die Forscher beobachteten rund 6.200 gesunde Frauen über einen Zeitraum von fünf Jahren. Die Frauen, die in diesem Zeitraum viel Fleisch aßen, hatten schlechtere Ergebnisse in Gedächtnistests, außerdem schienen die Gehirne der Frauen demnach fünf oder sechs Jahre älter zu sein, als sie tatsächlich waren.
Ebenfalls im Jahr 2012 publizierten Wissenschaftler der Universität Tübingen, dass gesättigte Fettsäuren, die vor allem in tierischen Fetten enthalten sind, sich nachteilig auf die Gehirnaktivität auswirken.

Studien weisen darauf hin, dass ein hoher Fleischverzehr das Risiko für Demenzerkrankungen erhöht.

Es gibt Hinweise aus einigen Studien, dass ein hoher Fleischverzehr auch das Risiko für Demenzerkrankungen erhöht. In einer Studie mit schwedischen Senioren, die im Dezember 2013 publiziert wurde, zeigte sich, dass ein geringer Verzehr von Fleisch und Fleischprodukten mit einer besseren Leistungsfähigkeit bei verschiedenen kognitiven Testverfahren assoziiert war. Außerdem hatte diese Personengruppe ein größeres Gesamtgehirnvolumen. Die schwedischen Wissenschaftler empfehlen dringend die Durchführung von Langzeitstudien, inwieweit eine starke Einschränkung des Fleischkonsums die Hirnleistungsfähigkeit im Alter erhält oder sogar verbessert.

Gesamtsterblichkeit

Eine hohe Zufuhr von Phosphor war in einer großen US-amerikanischen Studie mit einer Erhöhung der Gesamtsterblichkeit verbunden. Phosphor

kommt in fast allen Nahrungsmitteln vor, ist aber besonders reichlich in Fleisch, Fisch und Milchprodukten enthalten.
Eine Metaanalyse von neun prospektiven Studien ergab, dass der Verzehr von Fleischprodukten und der Gesamtverzehr von rotem Fleisch statistisch signifikant mit der Gesamtsterblichkeit assoziiert war. Ein Zwischenergebnis der europaweiten EPIC-Studie zeigte, dass rund drei Prozent aller frühzeitigen Todesfälle vermeidbar wären, wenn der tägliche Fleischkonsum unter 20 g pro Tag läge.

Rheumatoide Arthritis

Fleisch und Fleischprodukte, aber auch Fisch und Ei enthalten Arachidonsäure, die wiederum Ausgangssubstanz für die Bildung entzündungsfördernder Botenstoffe ist. Vegetarier nehmen meist nur geringe Mengen Arachidonsäure über die Nahrung auf. Je mehr Arachidonsäure vorhanden ist, um so mehr entzündliche Botenstoffe können gebildet werden. Andersherum kann man durch eine arachidonsäurefreie Ernährung die Entzündungsaktivität erheblich senken. Dies nutzt man bei der Behandlung der rheumatoiden Arthritis. In mehreren Studien konnte nachgewiesen werden, dass eine vegetarische, mehr noch eine vegane Ernährung, die Symptome der rheumatoiden Arthritis wie Schmerz, Schwellung, und Einschränkung der Gelenkfunktion bessern kann.

Die in Fleisch und Fleischprodukten enthaltene Arachidonsäure ist Ausgangssubstanz für die Bildung entzündungsfördernder Botenstoffe.

Nierenerkrankungen

Der Western-Diet-Ernährungsstil ist mit einem vermehrten Auftreten von chronischen Nierenerkrankungen assoziiert. Die Western-Diet ist eine Ernährungsform mit einer hohen Zufuhr von Protein und Fett aus rotem Fleisch, Salz,

Zucker und Fertignahrungsmitteln. Im Rahmen der Nurses' Health Study, einer sehr großen Langzeitstudie über Gesundheitsrisiken, wurde auch untersucht, wie sich Ernährungsgewohnheiten auf die Nierenfunktion auswirken. Ein Maßstab der Nierenschädigung ist die Mikroalbuminurie, das heißt, kleine Eiweißverluste über den Urin. Eine höhere Zufuhr von tierischem Fett und der Verzehr von zwei oder mehr Mahlzeiten pro Woche mit rotem Fleisch könnten das Risiko für Mikroalbuminurie erhöhen.

Der Verzehr von verarbeiteten Fleischprodukten und auch Fischprodukten kann erheblich zur Phosphorbelastung des Organismus beitragen. Die Verwendung von Phosphatzusatzstoffen kann bei Patienten mit chronischen Nierenerkrankungen ernsthafte Komplikationen verursachen.

Divertikulose

Divertikel sind Ausstülpungen der Darmwand, die bei Vegetariern im Vergleich zu Fleischessern seltener beobachtet werden. Wer viel Fleisch isst, nimmt meist auch weniger Ballaststoffe zu sich, was die Bildung von Divertikeln fördert.

Gicht

Der Konsum von Fleisch und Fisch erhöht das Risiko für Gicht.

Die Gicht ist der Prototyp einer Wohlstandserkrankung, die durch eine hohe Zufuhr purinreicher Lebensmittel ausgelöst wird; dazu zählen Fleisch, Wurst, Fisch, Krebse etc. Fleisch ist die Hauptquelle für die Purinaufnahme. Das Risiko für Gicht erhöht sich mit steigendem Verzehr von Fleisch und Meeresprodukten. Dahingegen haben purinreiche Gemüsearten, wie z.B. Hülsenfrüchte, keinen nachteiligen Effekt.

Schlussbemerkung

Der Verzehr von Fleisch ist also ein Risikofaktor für viele Erkrankungen. Die ernährungsphysiologischen Vorteile einer vegetarischen Ernährung bestehen aber nicht nur im Weglassen von Fleisch, sondern auch in einer vermehrten Zufuhr gesundheitsfördernder Nahrungsmittel.

Referenzen:

- fleisch-macht-krank.de
- Claus Leitzmann, Markus Keller: Vegetarische Ernährung, 3. Auflage, Verlag Eugen Ulmer KG, 2013
- Cocate PG et al.: Red but not white meat consumption is associated with metabolic syndrome, insulin resistance and lipid peroxidation in Brazilian middle-aged men; Eur J Prev Cardiol. 2013 Oct 8
- Wang ZH et al.: Study on the multilevel and longitudinal association between red meat consumption and changes in body mass index, body weight and risk of incident overweight among Chinese adults; Zhonghua Liu Xing Bing Xue Za Zhi. 2013 Jul;34(7):661-7
- Cristofoletti MF et al.: Association of processed meat intake and obesity in a population-based study of Japanese-Brazilians; Arq Bras Endocrinol Metabol. 2013 Aug;57(6):464-72
- rp-online.de, 06.09.2012: Studie: Rotes Fleisch macht dumm
- diabetes-ratgeber.net, 17.04.2012: Ungesättigte Fette sind gut für das Gehirn
- Titova OE et al.: Mediterranean diet habits in older individuals: Associations with cognitive functioning and brain volumes; Exp Gerontol. 2013 Dec;48(12):1443-8
- Larsson SC, Orsini N et al.: Red meat and processed meat consumption and all-cause mortality: a meta-analysis; Am J Epidemiol. 2013 Oct 22
- Chang AR et al.: High dietary phosphorus intake is associated with all-cause mortality: results from NHANES III; Am J Clin Nutr. 2013 Nov 13

Braucht der Mensch Fisch oder Fischölkapseln?

Für viele Menschen ist heute Fisch eine ideale Alternative zum Fleisch. Seit vielen Jahren empfehlen Mediziner und Ernährungswissenschaftler eine Steigerung des Fischkonsums. Die Entwicklung geht sogar dahin, dass man den Verzehr von Fisch als lebensnotwendigen Bestandteil der menschlichen Ernährung bewertet, etwa nach dem Motto: Kein Fisch zu essen, gefährdet Ihre Gesundheit. Dies ist allerdings nicht mehr als eine völlig übertriebene Behauptung, denn wenn das stimmen würde, hätten die Menschen früherer Generationen im Binnenland alle krank sein müssen. Erst 1860 wurde die Eismaschine erfunden, und es kam zu einem Ausbau des Eisenbahnschienennetzes. Dadurch wurde es möglich, frischen Seefisch von der Küste ins Binnenland zu transportieren.

Die Fischerei hat sich in den letzten Jahrzehnten auf eine Art und Weise entwickelt, die man nur als desaströs in Bezug auf den Lebensraum Meer bezeichnen kann. Dazu einige Fakten:

Auf den Weltmeeren sind etwa 4 Millionen Schiffe und Boote in Sachen Fischfang unterwegs, doppelt soviel wie noch 1970. Es werden pro Jahr derzeit rund 145 Millionen Tonnen Fisch gefangen, das ist sechsmal soviel wie 1950. Es gibt riesige schwimmende Fischfabriken von bis zu 140 Metern Länge, die pro Tag mehr als 300 Tonnen Fisch aus dem Meer holen können. Damit man diese Menge einordnen kann, sollte man wissen, dass allein schon die gesamte deutsche Kleinfischerei mit einer Fangquote von 2000 Tonnen ein ganzes Jahr lang ausgelastet ist.

Die Welternährungsorganisation (FAO) schätzt, dass inzwischen etwa 75 Prozent der verwertbaren Fischbestände überfischt sind. Viele Fischarten können gar keinen Nachwuchs mehr hervorbringen, weil sie bereits im nichtzeugungsfähigen Alter gefangen werden.

Fischer müssen heute einen etwa 17x größeren Aufwand betreiben, um die gleiche Fangmenge an Land zu bringen wie im 19. Jahrhundert. Dafür gibt es einen einfachen Grund: Es gibt viel weniger Fische im Meer. Die Fangmengen je Energieeinheit sind bei Schollen um den Faktor 36, bei Kabeljau um mehr als den Faktor 100 und beim Heilbutt um den Faktor 500 zurückgegangen.

Die modernen Fischereitechniken wirken in hohem Maße umweltzerstörend. Fischernetze grasen jedes Jahr eine Fläche des Meeresbodens ab, die der Hälfte aller Kontinentalsockel der Erde entspricht.

Den Umgang des Menschen mit den Meeresbewohnern kann man nur noch als grausam bezeichnen. Zu Millionen sterben Fische einen qualvollen Erstickungstod, wenn die Netze aus dem Wasser geholt werden. Bis zu hundert Millionen Haien werden jedes Jahr bei lebendigem Leib die Flossen abgeschnitten und die Kadaver dann ins Meer zurückgeworfen. Dies geschieht deshalb, weil der Verzehr von Haifischflossensuppe in einigen asiatischen Gesellschaften als Statussymbol gilt. Hummer werden bei lebendigem Leib in kochendes Wasser geworfen. Es ist jedoch schon seit einigen Jahren bekannt und auch experimentell gut belegt, dass Krebse, also auch der Hummer, Schmerzen empfinden können, genauso wie Fische, die über Schmerzrezeptoren verfügen.

Was ist der Hintergrund für die Empfehlung, mehr Fisch zu essen?

In Meeresfischen, insbesondere in fetten Fischen, sind langkettige Omega-3-Fettsäuren enthalten, die Eicosapentaensäure (EPA) und Docosahexaensäure (DHA). Diese langkettigen Omega-3-Fettsäuren werden von Algen gebildet und über die Nahrungskette von Fischen aufgenommen und angereichert. Die Mutter der Omega-3-Fettsäuren ist die pflanzliche Alpha-Linolensäure. Omega-3-Fettsäuren sind essentiell, d.h. sie können vom menschlichen Organismus nicht selbst gebildet werden und müssen deshalb über die Nahrung zugeführt werden. Omega-3-Fettsäuren haben verschiedene biochemische Funktionen: DHA ist z.B. an der Bildung von Membranstrukturen des Gehirns beteiligt.

Es kann nicht bestritten werden, dass bei Menschen mit hohem Fleischkonsum der Austausch einer Fleischmahlzeit durch eine Fischmahlzeit einen günstigen Effekt hätte. Ungeachtet dessen wurde in einigen Fachartikeln der Frage nachgegangen, ob Vegetarier durch den Fischverzicht möglicherweise gesundheitliche Nachteile hätten. Es wurde zwar nachgewiesen, dass Vegetarier niedrigere DHA-Spiegel im Blut aufwiesen, es aber keinerlei Beweis dafür gibt, dass dadurch die Gesundheit und Hirnleistungsfähigkeit bei Vegetariern beeinträchtigt wird. Bei den Siebenten-Tags-Adventisten wurde nachgewiesen, dass eine vegetarische Ernährung keinen nachteiligen Effekt auf die Stimmungslage ausübte. Die Siebenten-Tags-Adventisten sind eine Religionsgruppe, die sich überwiegend vegetarisch ernährt; sie wird deshalb gerne zu Studien über vegetarische Ernährung herangezogen.

Sehr häufig wird behauptet, dass die marinen Omega-3-Fettsäuren für Stimmung und Hirnleistungsfähigkeit eine zentrale Bedeutung hätten. Im Februar 2012 publizierten Wissenschaftler der Benedictine University in den USA die

Ergebnisse einer Studie, in der nachgewiesen wurde, dass die Studienteilnehmer, die völlig auf Fleischprodukte und Fisch verzichteten, eine bessere psychische Befindlichkeit aufwiesen als Mischköstler oder Fischesser.
Australische Wissenschaftler publizierten im Dezember 2013 eine Studie, in der nachgewiesen wurde, dass ein hoher Fischverzehr bei älteren Menschen zu einer schlechteren kognitiven Leistungsfähigkeit führte. Ein hoher Fischkonsum in der Kindheit hatte ebenfalls nachteilige Effekte auf verschiedene neuropsychologische Parameter.

Fischölkapseln - keine „Wundermittel"

Seit vielen Jahren werden die marinen Omega-3-Fettsäuren EPA und DHA als Fischölkapseln in großem Stil vermarktet. Ihnen werden eine ganze Fülle gesundheitsfördernder Aspekte zugesprochen – man könnte fast schon den Eindruck gewinnen, sie seien so eine Art „Alleskönner" oder „Wunderpille" in der Ernährung. Postulierte Effekte sind z.B. Schutz vor Herzinfarkt, Schlaganfall, Herzrhythmus-Störungen, Darmkrebs. Auch eine Entzündungshemmung, Erweiterung der Blutgefäße, Verbesserung der Immunkompetenz, Blutdrucksenkung werden als Wirkung angegeben. Generell ist die wissenschaftliche Beweislage für die angepriesenen Effekte der Omega-3-Fettsäuren alles andere als eindeutig, häufig sogar sehr ernüchternd. Die Ärztezeitung berichtete am 18.09.2012, dass eine Metaanalyse zu dem Schluss kam, dass die Einnahme von Omega-3-Fettsäuren keinen Einfluss auf Herz-Kreislauf-Erkrankungen hätte. Die Autoren der Studie, die in JAMA publiziert wurde, halten den täglichen Gebrauch von Fischölkapseln für nicht gerechtfertigt. Auch ein behaupteter günstiger Effekt auf die kognitive Entwicklung von Säuglingen konnte nicht festgestellt werden. Eine generelle Empfehlung von Fischölkapseln in der Schwangerschaft ist nach Aussage des Münchner Ernährungsmediziners Hans Hauner nicht vertretbar. Bereits 2010 wurde publiziert, dass eine Therapie mit Omega-3-Fettsäuren für Menschen mit leichter Demenz-Erkrankung keinen Vorteil brachte.

Möglicherweise haben Fischölkapseln auch nachteilige Effekte, z.B. eine Störung des Immunsystems. Die Fülle der Studien zu Omega-3-Fettsäuren kann natürlich in diesem Rahmen nicht umfassend dargestellt werden. Sicher ist, dass Vegetarier keinen Nachteil dadurch haben, dass sie keinen Fisch essen, und dass die Einnahme von Fischölkapseln auch nicht notwendig ist. Empfehlenswert ist sicherlich eine vermehrte Zufuhr der Alpha-Linolensäure, z.B. in Form von Leinsamen/ Leinöl, Hanföl oder Walnüssen.

Viele Fischarten enthalten mehr Cholesterin als Rindfleisch, Schweinefleisch oder Hühnerfleisch.

Fisch hat das Image eines kalorienarmen, fettarmen sowie eiweißreichen Nahrungsmittels. Dies ist aber ein reiner Mythos. Viele Fischarten, z.B. Barsch, Kabeljau, Makrele oder Lachse, enthalten mehr Cholesterin als Rindfleisch, Schweinefleisch und Hühnerfleisch. Wolfsbarsch z.B. enthält 60 mg Cholesterin pro 100 Kalorien, Rindfleisch nur 24 mg. Das Fischeiweiß enthält sehr viel Methionin, eine schwefelhaltige Aminosäure, die zu einer Säurebelastung des Organismus führen kann. Die gesundheitlichen Vorzüge des Fischkonsums werden sehr oft begründet nach dem Motto: Eskimos kriegen keinen Herzinfarkt. Was leider hierbei nicht erwähnt wird, ist, dass die Eskimos durch den Konsum tierischer Proteine schon ab dem vierzigsten Lebensjahr an hohen Verlusten der Knochensubstanz leiden und eine sehr geringe Knochendichte aufweisen.

In Fischen werden viele Umweltgifte nachgewiesen, z.B. Quecksilber - führende Quecksilberforscher warnten vor den Gesundheitsrisiken durch den Verzehr von Fisch.

Fische sind auch eine erhebliche Quelle für alle möglichen Umweltgifte, insbesondere die Fischarten, die an der Spitze der Nahrungskette stehen, wie z.B. Schwertfisch, Thunfisch, Hai etc. Bei den Umweltgiften ist insbesondere das Quecksilber zu erwähnen, das sich in Form von Methylquecksilber in beträchtlichen Mengen in Fischen anreichern kann. 2010 warnten führende Quecksilberforscher vor den Gesundheitsrisiken durch den Verzehr von Fisch: Die Quecksilberbelastung vieler Fischarten sei bereits so hoch, dass vor allem Kinder und Frauen im gebärfähigen Alter durch das giftige Schwermetall gefährdet seien. Heute falle dreimal so viel Quecksilber vom Himmel wie vor der industriellen Revolution. Beim Menschen wurde nachgewiesen, dass Quecksilber den Fötus schädigen und das Risiko für Herz-Kreislauf-Erkrankungen erhöhen kann. Frauen im gebärfähigen Alter, Schwangere, Stillende und Kleinkinder sollten höchstens einmal pro Woche Fisch essen, so die Empfehlung von Jörg Ohlenschläger von der Bundesforschungsanstalt für Ernährung und Lebensmittel. Das Bundesinstitut für Risikobewertung empfiehlt, dass Schwangere und Stillende vorsorglich den Verzehr von Thunfisch einschränken sollten.

Neben Quecksilber finden Wissenschaftler seit Jahren auch Dioxine im Fisch. Zuchtlachse sind hier erheblich stärker belastet als ihre wild lebenden Artgenossen. Vor allem in europäischen Farmen gezüchtete Fische enthalten ein Vielfaches an chlorierten Kohlenwasserstoffen wie Dioxinen, PCBs und Hexachlorbenzol. Bereits im Futter aus Fischmehl und Fischöl sind diese schädlichen Substanzen angereichert. In einer Studie von US-Wissenschaftlern wurden 700 verschiedene Lachsproben analysiert. Der Zuchtlachs aus europäischen Kühltheken erhielt die höchsten Anteile chlorierter Kohlenwasserstoffe. Die chlorierten Kohlenwasserstoffe können zu Krebs, Veränderungen des Nervensystems und zu einer Schädigung des Immunsystems führen.

Zusammenfassend kann Folgendes gesagt werden: Der Verzehr von Fisch ist für Vegetarier weder notwendig noch sinnvoll. Generell sollte der Fischkonsum nicht forciert, sondern vermindert werden. Meeresbiologen prognostizieren einen völligen Zusammenbruch der Fischbestände bis 2050, wenn die bisherigen Fangmengen beibehalten werden. Eine gesundheitsbewusste Ernährung sollte auch die Überlegung einschließen, was für die Umwelt und die

Ökosysteme gesund ist. Dazu gehört ganz sicher nicht die maßlose Ausbeutung und Zerstörung des Lebensraums Meer. Im Übrigen sei daran erinnert, dass Fische auch Tiere sind und die Tötung von Wassertieren mit den gleichen ethischen Maßstäben zu betrachten ist wie die Tötung von Landtieren. Es ist absolut falsch zu meinen, dass Fische oder andere Meerestiere weder Schmerz noch Leid empfinden würden, auch wenn ihre Schreie stumm sind.

Referenzen:

- Franz Kotteder: Billig kommt uns teuer zu stehen; Ludwig Verlag, München, 2013
- Callum Roberts: Der Mensch und das Meer; Deutsche Verlags-Anstalt, München, 2013
- welt.de, 17.01.2013: Hummer und Krebse können Schmerzen empfinden
- fleisch-macht-krank.de, 14.11.2013: Braucht der Mensch Fischölkapseln?
- Danthiir V et al.: Cognitive Performance in Older Adults Is Inversely Associated with Fish Consumption but Not Erythrocyte Membrane n-3 Fatty Acids; J Nutr. 2013 Dec 18
- Dr. med Hans-Günter Kugler, Dr. med Arno Schneider: Vegetarisch essen – Krankheit vergessen, Verlag DAS WORT GmbH, 2008
- süddeutsche.de, 22.05.2010: Die schleichende Vergiftung
- 3sat.de, 12.12.2012: Chemie im Fisch – Konzentration von Giftstoffen in den Grenzwerten

Ernährungsphysiologische Besonderheiten der veganen Ernährung

Im Sommer 2013 wurden die Ergebnisse einer repräsentativen Befragung der Universitäten Göttingen und Hohenheim publiziert. Der Anteil der Vegetarier in Deutschland hat sich demnach seit 2006 verdoppelt.
Auffällig ist auch, dass sich in den letzten Jahren die vegane Ernährung zu einem Trend entwickelt hat. Immer mehr Menschen entscheiden sich für eine Ernährungsform ohne tierische Produkte.

In Punkto Klima- und Tierschutz ist ein veganer Ernährungsstil ohne Zweifel die konsequenteste Ernährungsform. Es kann nicht bestritten werden, dass ein regelmäßiger und hoher Verzehr von Milchprodukten klimaschädliche Auswirkungen hat und zur Beibehaltung der Massentierhaltung beiträgt.

Wie ist die vegane Ernährung aus ernährungswissenschaftlicher und medizinischer Sicht zu bewerten? Ist das eine gesunde Ernährungsweise, oder gefährdet man womöglich damit seine Gesundheit?

Die American Dietetic Association, als größte Ernährungsfachgesellschaft der Welt, hält eine vegane Ernährungsweise für sicher, unter der Voraussetzung, dass sie sorgfältig geplant ist. Wenn man etwas sorgfältig planen soll, benötigt man selbstverständlich auch entsprechende Sachkenntnisse.

Ein sehr gutes Sachbuch zur veganen Ernährung ist das Buch „Vegan for life“, das von zwei veganen US-Ernährungswissenschaftlern geschrieben wurde und aus dem im Wesentlichen folgende Ausführungen stammen:

Protein

Viele Menschen glauben immer noch, dass eine ausreichende Proteinversorgung ohne tierische Proteine nicht möglich ist. Durch eine geeignete Kombination pflanzlicher Proteine lässt sich aber eine sehr gute Proteinversorgung erzielen. Dazu muss man wissen, dass z.B. Getreideproteine nur sehr wenig von der Aminosäure Lysin enthalten, dafür viel Methionin. Aminosäuren sind bekanntlich die Bausteine aller Proteine. Bei den Hülsenfrüchten ist es genau umgekehrt. Sie sind lysinreich und methioninarm. Eine Kombination aus Hülsenfrüchten und Getreide ist dann somit eine ausgezeichnete Proteinquelle. Wie man seit einiger Zeit weiß, ist es nicht erforderlich, bei jeder Mahlzeit sozusagen ein vollwertiges Proteinmuster zu sich zu nehmen, da der Organismus auch über Speicher der essentiellen Aminosäuren verfügt. Die Proteinzufuhr bei Veganern sollte geringfügig höher sein als bei Mischköstlern. Statt 0,8 Gramm pro Kilogramm Körpergewicht sind 0,9 Gramm pro Kilogramm Körpergewicht zu empfehlen.

Eine gute Proteinversorgung lässt sich auch mit pflanzlichen Proteinen erzielen.

Ein Eiweißmangel bei Veganern kann dann eintreten, wenn man vollständig auf den Verzehr von Hülsenfrüchten verzichtet. Unter den pflanzlichen Proteinen ist das Sojaprotein ernährungsphysiologisch am wertvollsten, auch Lupinenprotein und Erbsenprotein haben eine sehr hohe Qualität.

Vitamin B12

Das Thema Vitamin B12 sorgt regelmäßig für Grundsatzdiskussionen. Fakt ist, dass Vitamin B12 weder von Tieren noch von Pflanzen gebildet werden kann, sondern ausschließlich von Bakterien. Vitamin B12 wird vom Stoffwechsel der Pflanzen nicht benötigt und deshalb von der Pflanze auch nicht gebildet.

Veganer müssen auf jeden Fall ein Nahrungsergänzungsmittel mit Vitamin B12 einnehmen oder entsprechende angereicherte Nahrungsmittel verzehren. Wer dies nicht tut, gefährdet in hohem Maße seine Gesundheit und schadet darüber hinaus der gesamten veganen Bewegung, die durch diese Unbelehrbarkeit Einzelner in ein schlechtes Licht gerückt wird.

Möglich ist, dass auch in pflanzlichen Produkten im Einzelfall Vitamin B12-Moleküle nachweisbar sind. Dazu muss man wissen, dass das Vitamin B12 eine ganze Molekülfamilie bildet und der menschliche Organismus ausschließlich von einer biologisch aktiven Form des Vitamin B12 abhängig ist. Nur das biologisch aktive Vitamin B12 kommt als Coenzym für biochemische Reaktionen im menschlichen Körper in Frage. Der Maßstab zur Beurteilung der Tauglichkeit von Vitamin B12 ist ausschließlich seine biologische Aktivität, die man auch in Studien überprüfen kann und muss. Bisher wurde weder in pflanzlichen noch in anderweitigen B12-Molekülen der Nachweis einer biologischen Aktivität erbracht.

Für reine Veganer ist es erforderlich, Vitamin B12 als Nahrungsergänzung zuzuführen.

Die beiden Autoren von „Vegan for Life" empfehlen hinsichtlich der Vitamin-B12-Zufuhr folgende Vorgehensweise:

1000 μg Vitamin B12 – zwei mal die Woche oder
25 – 100 μg Vitamin B12 täglich oder
zwei Portionen Vitamin-B12-angereicherte Nahrungsmittel täglich.

Grundsätzlich ist die Vitamin-B12-Versorgung auch bei Mischköstlern eher schwierig, da viele Medikamente den Vitamin-B12-Stoffwechsel stören und mit zunehmendem Lebensalter die Vitamin-B12-Aufnahme ohnehin immer schlechter wird.

Immer wieder kommt das Argument, eine Nahrungsergänzung sei ja nicht natürlich. Dazu kann man nur sagen, dass der größte Teil dessen, womit wir uns im täglichen Leben umgeben und beschäftigen, auch nicht natürlich bzw. naturgemäß ist. Beispiele: Zentralheizung, Auto fahren, Fernsehen, Waschmaschine, Internet, Computer, Handy etc.

Calcium

Verschiedene Studien haben gezeigt, dass die Calciumzufuhr bei Veganern oftmals unter den empfohlenen Zufuhrempfehlungen liegt. Es ist auch die Meinung weit verbreitet, dass der Calciumbedarf bei Veganern geringer sei als bei Mischköstlern und Ovo-Lakto-Vegetariern. Tatsächlich schützt eine hohe Calciumzufuhr keineswegs vor Schenkelhalsbrüchen. Die Zahl der Schenkelhalsbrüche ist ausgerechnet in den Ländern am höchsten, die am meisten Proteine und Calcium zu sich nehmen. Eine hohe Zufuhr von tierischen Proteinen, aber auch von Getreideproteinen, führt zu einer Säurebelastung, die wiederum erhöhte Calciumverluste nach sich zieht.

Andererseits verbessern Proteine auch die Calciumabsorption im Darm. Es kommt immer sehr darauf an, in welchem Nahrungskontext Calcium aufgenommen wird. Da bei Veganern immer wieder eine zu geringe Knochendichte festgestellt wurde, empfehlen die beiden veganen Ernährungswissenschaftler Jack Norris und Virginia Messina unbedingt eine Calciumaufnahme, die den offiziellen Zufuhrempfehlungen entspricht. Viele Gemüsearten enthalten zwar reichlich Calcium, aber auch Oxalsäure, das wiederum die Calciumverfügbarkeit stark vermindert. Sehr günstige Calciumquellen für Veganer sind z.B. verschiedene Kohlarten und Rüben. Auch Trockenfrüchte enthalten sehr viel Calcium.

Calciumquellen sind verschiedene Kohlarten und Rüben, ebenso Trockenfrüchte.

Vitamin D

Die Vitamin-D-Versorgung ist sowohl für Mischköstler als auch für Ovo-Lakto-Vegetarier und Veganer in der Regel unzureichend, so dass eine Vitamin-D-Supplementierung für die meisten Menschen sinnvoll und notwendig ist. In den letzten Jahren hat sich eindrucksvoll gezeigt, dass eine gute Vitamin-D-Versorgung einen Schutzfaktor gegen zahlreiche Erkrankungen darstellt, z.B. Bluthochdruck, Allergien, Infektanfälligkeit, MS, Diabetes etc.

Eine Vitamin-D-Supplementierung empfehlt sich für die meisten Menschen, unabhängig von deren Ernährungsgewohnheiten.

Fettsäuren

Veganer sollten auf eine ausreichende Zufuhr von Alpha-Linolensäure achten, die z.B. auch reichlich in Leinsamen enthalten ist. Wie bereits im Kapitel Ernährungsphysiologie erwähnt wird, muss der menschliche Körper Omega-3- und Omega-6-Fettsäuren über die Nahrung aufnehmen, weil diese im Stoffwechsel des Menschen nicht selbst gebildet werden können.

Die „Mutter" der Omega-3-Fettsäuren ist die Alpha-Linolensäure, die z.B. auch reichlich in Leinsamen enthalten ist. Der Organismus kann in einem gewissen Umfang die langkettigen Omega-3-Fettsäuren DHA und EPA aus Alpha-Linolensäure bilden. Es ist aber individuell sehr verschieden, wie effektiv dies geschieht. Auf jeden Fall sollte die Zufuhr der Omega-6-Fettsäure Linolsäure eingeschränkt werden, da eine hohe Zufuhr von Linolsäure die Bildung von EPA und DHA auf jeden Fall beeinträchtigt. Dies hängt damit zusammen, dass Omega-3- und Omega-6-Fettsäuren teilweise die gleichen Enzyme benutzen und sich in Bezug auf Stoffwechselreaktionen gegenseitig Konkurrenz machen können.

Um eine ausreichende Zufuhr von Alpha-Linolensäure zu sichern, ist Veganern der Verzehr von Leinsamen anzuraten.

In der heutigen Zeit ist die Aufnahme von Omega-6-Fettsäuren eher zu hoch und die der Omega-3-Fettsäuren meist zu niedrig. Veganer sollten deshalb auf eine ausreichende Zufuhr der Alpha-Linolensäure achten, die z.B. auch reichlich in Leinsamen enthalten ist. Pflanzenöle mit einem hohen Gehalt der Omega-6-Fettsäure Linolsäure sollten stattdessen eingeschränkt werden, z.B. die Verwendung von Maiskeimöl, Distelöl, Sojaöl und auch Sonnenblumenöl. Inzwischen gibt es aber auch Sonnenblumenöle, die nur einen mäßigen Gehalt an Linolsäure aufweisen.

Bei der vegetarischen und insbesondere bei der veganen Ernährung wird häufig die Frage gestellt, ob es durch den Verzicht auf Fisch bzw. Fischöl zu möglichen Gesundheitsrisiken kommt. Näheres hierzu ist im Kapitel *Fisch* nachzulesen.

Referenz:

Jack Norris, RD, Virginia Messina, MPH, RD: Vegan for life; Da Carpo Press, 2011

Milch und Ernährung

Eine Frage, die immer wieder auftaucht, ist, ob wir Menschen Milch als Nahrungsmittel brauchen.

Einerseits gelten Milch und Milchprodukte als gesund, es heißt, sie seien gut für das Wachstum im Kindesalter, gut zur Vorbeugung gegen Osteoporose usw. Andererseits ist die Osteoporoserate in Ländern, in denen kaum Milch und Milchprodukte verzehrt werden, wesentlich niedriger. Viele Menschen vertragen Milch und/oder Milchprodukte nicht, da sie eine sogenannte Laktoseunverträglichkeit oder eine Milcheiweißallergie haben.

Was ist Milch?

Eine weißliche, undurchsichtige, als Milchfett-in-Wasser-Emulsion vorliegende Flüssigkeit, die in den Milchdrüsen von Säugetieren gebildet wird. Sie ist für neugeborene Säugetiere die erste Nährstoffquelle, bevor diese andere Arten von Nahrung aufnehmen können.

Milch als Nahrungsmittel für den Menschen - historisch

Milch von domestizierten Wiederkäuern wird in Mitteleuropa seit etwa 6000 – 8000 Jahren als Nahrungsmittel verwendet. Gegen Ende der Jungsteinzeit kam es zu zunehmender Domestikation von Haus- und Nutztieren, und die Menschen begannen auch, Milch als mögliches Nahrungsmittel zu verwenden. Im Laufe der Geschichte erfolgte eine unterschiedliche Anpassung an diese neue Nahrungsquelle. In den meisten Regionen der Welt besteht bei Erwachsenen eine Unverträglichkeit von Laktose. Laktase, das Enzym zum Abbau des Milchzuckers (Laktose), wird bei diesen Menschen nach dem Säuglingsalter nicht mehr hergestellt. Die in einigen Gebieten weitgehende Verträglichkeit der Laktose bei Erwachsenen beruht auf einer genetischen Anpassung. Die vermeintliche Unverträglichkeit von Laktose nach dem Säuglingsalter ist, evolutionär gesehen, der Normalzustand (von Koerber et al. 2012, S. 28f)

Weltweit gibt es nur wenige Ausnahmen, wo beim Menschen die Fähigkeit, Laktase zu spalten, im Erwachsenalter erhalten bleibt: in einigen Bevölkerungsgruppen Afrikas und bei Europäern und ihren Nachkommen auf anderen Kontinenten.
Neuere Forschungen zeigen, dass der Ursprung der europäischen Variante der Laktasepersistenz, also der Laktoseverträglichkeit, in Mitteleuropa und nicht, wie bisher gedacht, in Nordeuropa, zu finden ist. Dies fanden Forscher des University College London und der Universität Mainz heraus. (Y. Itan et al., The Origins of Lactase Persistence in Europe, PLoS Computational Biology, 5:8, 28. August 2009) Die Anpassung erfolgte kurze Zeit, nachdem vor ca. 7.500 Jahren die Haltung des Hausrindes aus Kleinasien übernommen wurde. Die Forscher nehmen an, dass die Milchverträglichkeit im Gebiet des heutigen Ungarn, Österreich oder der Slowakei erstmals aufgekommen ist.

Laut Joachim Burger vom Institut für Anthropologie der Universität Mainz liegt die Laktase-Persistenz, also die Milch-Verträglichkeit unter Erwachsenen, in Mitteleuropa bei durchschnittlich 60 Prozent im Vergleich zu nur 20 Prozent in Südeuropa und einer nahezu kompletten Milch-Unverträglichkeit in den meisten anderen Regionen der Welt.

Eignet sich Kuhmilch als Nahrungsmittel für Säuglinge?

Die Antwort ergibt sich schon aus einem Vergleich zwischen Kuhmilch und Muttermilch, da bereits in der Zusammensetzung erhebliche Unterschiede bestehen:

Eiweiß
Kuhmilch enthält dreimal soviel Eiweiß wie Muttermilch. Die Nieren eines Säuglings sind nicht in der Lage, überschüssiges Eiweiß auszuscheiden. Wird Kuhmilch unverdünnt zugeführt, kann es zu Beeinträchtigungen der Nierenfunktion kommen.
Muttermilch ist besonders in den ersten Tagen nach der Geburt reich an Immunglobulinen. Diese überstehen den Magen-Darm-Trakt und entfalten im Darm ihre Schutzfunktion gegenüber pathogenen Keimen.

Kohlenhydrate
Die Muttermilch enthält neben Lactose mindestens 25 weitere Kohlenhydrate. Daher ist ihr Gehalt an Kohlenhydraten deutlich höher als jener der Kuhmilch. Darunter befindet sich der Bifidus-Faktor, ein stickstoffhaltiges Kohlenhydrat, das bestimmten Darmbakterien (Lactobacillus bifidus) als Nährstoff dient. Die Bakterien bilden daraus Milchsäure, was zu einem Abfall des pH-Wertes im Darm führt und dadurch das Wachstum pathogener Mikroorganismen hemmt.

Fett
Gegenüber Kuhmilch enthält Muttermilch mehr ungesättigte Fettsäuren, insbesondere Linolsäure, Alpha-Linolensäure, Ölsäure sowie langkettige, mehrfach ungesättigte Fettsäuren, die in Kuhmilch völlig fehlen. Ungesättigte Fettsäuren werden gut resorbiert.

Mineralstoffe
Der Mineralstoffgehalt der Kuhmilch liegt viel höher als jener der Frauenmilch. Säuglinge können überschüssige Mineralstoffe nicht ausscheiden, was zu einer Anhäufung im Körper führt. Der besonders hohe Calciumgehalt der Kuhmilch kann zur Bildung unlöslicher Kalkseifen mit freier Palmitinsäure führen. Dies begünstigt die Entstehung von Fettstühlen und hemmt die Calciumresorption.

Kuhmilch sowie die Milch anderer Säugetiere unterscheidet sich grundlegend von der Muttermilch, sodass sie, unverdünnt, für Babys sogar schädlich ist. Wenn Kuhmilch als Säuglingsernährung herangezogen wird, muss sie aufgrund ihres hohen Protein- und Mineralstoffgehalts verdünnt werden. Dadurch sinken jedoch auch der Energie- und der Vitamingehalt. Dies erfordert eine zusätzliche Anreicherung der Milch.
Der unterschiedliche Körperbau und Wachstumsgrad von Kälbern und Babys erklärt die unterschiedliche Zusammensetzung der Milch. So sind das Gehirn und das Nervensystem des Kalbes bei der Geburt bereits voll entwickelt, und die hohe Menge an Eiweiß und Calcium wird für das Wachstum der Knochen und der Muskeln benötigt. Beim Menschen ist das Gehirn bei der Geburt nur zu 23% entwickelt; die Muttermilch enthält alle nötigen Nährstoffe zur Entwicklung des zentralen Nervensystems und verändert sich in ihrer Zusammensetzung parallel zu den Bedürfnissen des wachsenden Kindes.
Muttermilch ist also für Menschenbabys optimal geeignet, und Kuhmilch ist für Kälber optimal geeignet.

Ist Milch also gesund?

Milch ist in Mitteleuropa ein Grundnahrungsmittel. Die Meinung, dass Milch Kinder groß und stark macht ist weit verbreitet und wird unter anderem durch Schulmilchaktionen gefördert; seit 2001 gibt es den Weltschulmilchtag.
1977 wurde in Brüssel das EG-Schulmilchprogramm verabschiedet.
„Milch ist einerseits in der Europäischen Gemeinschaft im Überschuss vorhanden, andererseits ein von der Natur insbesondere für den jugendlichen Organismus ernährungsphysiologisch günstig ausgestattetes Lebensmittel. Mit der Verabschie-

dung des EG-Schulmilch-Programms habe der Rat der EG sowohl absatzpolitisch (!) als auch gesundheitspolitischen Anliegen entsprochen. Soweit die Sicht der Dinge in Brüssel. Den Milchverkauf an Schulen und Kindergärten subventioniert natürlich der Steuerzahler." (Zitat aus dem Buch von Robert Süss „Gesunde Milch, Abrechnung mit einer tödlichen Lüge")

Inzwischen häufen sich jedoch Studien, die zeigen, dass hoher Milchkonsum z.B. das Risiko für Prostatakrebs und andere Krebsarten erhöht oder das Entstehen von Übergewicht und Zivilisationskrankheiten begünstigt.

Die China Study (T. Colin Campbell, Biochemiker der Cornell University) ist eine groß angelegte epidemiologische Studie, die im ländlichen China der 1970er und 1980er Jahre durchgeführt wurde. Dabei zeigte sich, dass eine überwiegend pflanzliche Ernährung mit einem deutlich geringeren Risiko für die typischen Zivilisationskrankheiten verbunden ist als eine Ernährung reich an tierischer Nahrung.

Die renommierte *Harvard School of Public Health* (2013a), deren Aufgabe unter anderem die Ausbildung von Gesundheitswissenschaftlern und die Gesundheitsförderung der Bevölkerung ist, befürwortet in ihren offiziellen Ernährungsempfehlungen die Reduktion von Milchprodukten:

„Es empfiehlt sich, Milchprodukte auf ein bis zwei Portionen am Tag zu beschränken, weil ein höherer Verzehr mit einem erhöhten Risiko für Prostata- und Ovarialkarzinome einhergeht. Es gibt wenige Belege dafür, dass Milchprodukte vor Osteoporose schützen, und es gibt beträchtliche Belege dafür, dass zu viele Milchprodukte schädlich sein können."

Dennoch steigt der Milchkonsum weltweit – auch in Deutschland – weiter an. Die enormen Milchmengen, die heute produziert werden, können nur mit industrieller Milchwirtschaft und Turbokühen gewonnen werden, was für die Kühe – und deren Kälber – mit unsäglichem Leid verbunden ist und schwerwiegende Folgen für die Umwelt hat (Methanausstoß usw.).

War in einigen Regionen der Welt vor ca. 6000 – 8.000 Jahren die Mutation der Laktasepersistenz möglicherweise ein Überlebensvorteil, so kann der extrem hohe Konsum von Milch und Milchprodukten in der heutigen Zeit gesundheitsschädlich sein.

Viele Menschen verzichten inzwischen aus gesundheitlichen oder aus ethischen Gründen auf Milch und Milchprodukte, und viele Menschen ernähren sich vegan.
Bei der Umstellung auf eine vegane Ernährung sollte man Folgendes berücksichtigen: Traditionell waren in Europa Milch und Milchprodukte für sehr lange Zeit ein wichtiges Grundnahrungsmittel. Heute gibt es eine enorme Flut an Milchprodukten. Streicht man diese plötzlich aus dem Speisezettel, so kann es, je nach bisherigen Ernährungsgewohnheiten, zu einer etwas zu einseitigen Ernährung kommen. Möglicherweise ist für so manchen Europäer eine Umstellung auf vegan schwieriger als z.B. für Menschen anderer Kontinente, die nicht schon jahrtausendelang Milchprodukte zu sich nahmen.
Möchte man sich also aus ethischen oder gesundheitlichen Gründen auf vegane Ernährung umstellen, dann sollte man schrittweise vorgehen und sich gut informieren.

Vegetarische Ernährung in verschiedenen Lebensabschnitten

Wollen wir gesund und leistungsfähig bleiben, so ist die vegetarische Ernährung die ideale Ernährungsform – nicht nur für das Erwachsenenalter, sie ist für alle Lebensabschnitte geeignet, inklusive Schwangerschaft, Kindheit, Jugend und Alter. Dies bestätigen viele wissenschaftlichen Erkenntnisse und Studien der letzten Jahrzehnte.

Im Folgenden bringen wir einige Ausschnitte aus dem Positionspapier der American Dietetic Association:
Position der Amerikanischen Gesellschaft der Ernährungswissenschaftler (American Dietetic Association, ADA) und des Verbandes kanadischer Ernährungswissenschaftler (Dietitians of Candada, DC). Thema: Vegetarische Ernährung

Die vegetarische Ernährung ist für alle Lebensphasen geeignet, also auch für Schwangerschaft, Kindheit, Jugend und Alter.

> „Gut geplante vegane und andere Formen der vegetarischen Ernährung sind für alle Phasen des Lebenszyklus geeignet, einschließlich Schwangerschaft, Stillzeit, früher und späterer Kindheit und Adoleszenz.
> Vegetarische Ernährungsformen bieten ernährungswissenschaftlich eine Reihe von Vorteilen. Hierzu zählen niedrigere Werte an gesättigten Fettsäuren, Cholesterin und tierischem Eiweiß sowie ein höherer Gehalt an Kohlenhydraten, Ballaststoffen, Magnesium, Kalium, Folat, Antioxidantien wie die Vitamine C und E sowie Phytochemikalien."

Vegetarische Ernährung in der Kindheit und Adoleszenz kann dazu beitragen, lebenslang ein gesundes Essverhalten zu entwickeln, und kann einige wesentliche ernährungsphysiologische Vorteile bieten.

Ernährung in Schwangerschaft und Stillzeit

In der Schwangerschaft kommt es darauf an, den Embryo ausreichend mit Nährstoffen zu versorgen. In der Regel nimmt sich das werdende Kind, was es braucht. Damit es bei Mutter und Kind nicht zu einem Mangel an lebensnotwendigen Stoffen kommt, ist eine ausreichende und gesunde Ernährung der Mutter wichtig. Der Kalorienbedarf ist in der Schwangerschaft nur geringfügig erhöht, 10% ab dem 2. Drittel der Schwangerschaft; das sind im Durchschnitt 255 kcal pro Tag.*

In Schwangerschaft und Stillzeit hat der Körper einen erhöhten Nährstoffbedarf. Mit einer ausgewogenen vegetarischen Ernährung kann dieser gut gedeckt werden.

Ab dem 4. Schwangerschaftsmonat besteht ein etwas höherer Bedarf an **Protein**, zusätzlich 10g pro Tag. Zu empfehlen sind pflanzliche Eiweißquellen wie Hülsenfrüchte und Vollkornprodukte.

Auch eine ausreichende Zufuhr **essentieller Fettsäuren** ist wichtig. Die Empfehlungen für Schwangere lauten: pflanzliche Öle wegen ihres hohen Gehaltes an einfach ungesättigten und essentiellen, mehrfach ungesättigten Fettsäuren regelmäßig zu verwenden, hingegen gesättigte Fette (in der Regel „feste" Fette, unter anderem in tierischer Nahrung) zu meiden. Die vorgeburtliche und frühkindliche Entwicklung des Gehirns wird maßgeblich von der Versorgung mit langkettigen, mehrfach ungesättigten Omega-3-Fettsäuren beeinflusst. Eine der wichtigsten Omega-3-Fettsäuren ist die aus Alpha-Linolensäure im Körper gebildete Docosahexaensäure (DHA). Alpha-Linolensäure ist z.B. reichlich in Leinöl enthalten und sollte vermehrt zugeführt werden. Gleichzeitig sollte die Zufuhr von Linolsäure, eine Omega-6-Fettsäure, reduziert werden, da diese bei vegetarischer Kost, je nach verwendeten pflanzlichen Ölen, sehr hoch sein kann. Linolsäure ist z.B. reichlich in Maiskeimöl, Sonnenblumenöl, Sojaöl oder Distelöl enthalten. Da die Umwandlungsrate von Alpha-Linolen-

* Ein Teller Gemüsesuppe z.B. mit 40g Nudeln Trockengewicht enthält bereits ca. 250 kcal.

säure in DHA unterschiedlich sein kann, werden auch Supplemente mit DHA empfohlen. Für Vegetarierinnen und Veganerinnen geeignet sind DHA-reiche Algenölkapseln (anstelle von Fischölkapseln).

Der Bedarf an **Vitaminen und Mineralien** steigt in der Schwangerschaft deutlich stärker an als der allgemeine Nährstoffbedarf. Zu den potentiell kritischen Mikronährstoffen in der Schwangerschaft zählen im Allgemeinen Folsäure, Vitamin D, Vitamin A, B6, sowie Eisen, Jod, Calcium und Zink.

Schwangere sollten viele grüne Blattgemüse verzehren, Spargel, Broccoli, Tomaten, Hülsenfrüchte, Kartoffeln und Vollkornprodukte. Sie enthalten Folsäure, die für die Zelldifferenzierung eine wichtige Rolle spielt.

Der **Folsäure** kommt in der Schwangerschaft eine besondere Bedeutung zu, denn sie ist wichtig für die Zelldifferenzierung. Der Bedarf an Folsäure ist in der Schwangerschaft erhöht. Ein Folsäuremangel in der Schwangerschaft kann schwerwiegende Folgen für das Kind haben: Neuralrohrdefekte z.B. – das sind angeborene Schädigungen des Gehirns oder des Rückenmarks – sind für Behinderungen wie z.B. Lähmungen verantwortlich; häufig führen sie zum Tod. Die Entwicklung des Neuralrohrs ist bereits zwischen dem 22. und 28. Tag der Schwangerschaft abgeschlossen, also zu einem Zeitpunkt, zu dem das Vorliegen einer Schwangerschaft meist noch nicht bekannt ist.
Daher lautet die Empfehlung aller relevanten Fachgesellschaften und Berufsgruppen wie folgt: Frauen, die eine Schwangerschaft planen, sollten zusätzlich zu einer ausgewogenen Ernährung zur Deckung des Folatbedarfs ein Supplement einnehmen mit 400µg Folsäure pro Tag. Vegetarier sind aufgrund ihres reichlichen Verzehrs von Gemüse und Vollkornprodukten besser mit Folsäure versorgt als Nichtvegetarier; Veganer liegen mit ihren Folsäurewerten meist sogar über den offiziellen Empfehlungen. – Folgende Nahrungsmittel enthalten viel Folsäure: Hülsenfrüchte, grüne Blattgemüse wie Endivien, Spinat, Gemüse wie Kohl, Spargel, Broccoli, Vollkornprodukte usw. Besonders viel Folsäure bietet Petersilie: 150µg pro 100g. Die Natur hat hier gut vorgesorgt! Da durch Erhitzen und Lagerung die Folatverluste erheblich sein können,

sollte etwa ein Drittel bis die Hälfte dieser Nahrungsmittel unerhitzt und als Frischkost verzehrt werden.

Vitamin A sollte in der Schwangerschaft ausreichend vorhanden sein, darf aber nicht überdosiert werden, da ein Zuviel eine schädigende Wirkung auf das werdende Kind haben kann. Es ist also ratsam, Vitamin A nicht künstlich zuzuführen, sondern carotinreiches Obst und Gemüse zu essen (Beta-Carotin = Provitamin A, aus dem der Körper Vitamin A bildet). Bei einer ausgewogenen vegetarischen Ernährung ist dies optimal gewährleistet. Carotinreiche Lebensmittel sind z.B. Karotten, Tomaten, Salat, Grünkohl, Spinat, Broccoli, Aprikosen, Mango.

Da für die **Vitamin D**-Bildung vor allem die Sonnenlichtexposition eine wichtige Rolle spielt und diese unter anderem in den Wintermonaten in unseren Breitengraden zu niedrig ist, wird allgemein unabhängig von der Ernährung eine Zufuhr von Vitamin-D-Präparaten empfohlen. Zusammen mit Calcium ist Vitamin D wichtig für die Knochenbildung des Kindes.

Aufgrund des gesteigerten Proteinbedarfs ab dem 4. Schwangerschaftsmonat ist auch der Bedarf an **Vitamin B6** erhöht. Gute Vitamin B6-Quellen sind Bananen, Hülsenfrüchte, Walnüsse, Avocado, Vollgetreide.

Vitamin B12 wird von Bakterien hergestellt und findet sich in tierischen Lebensmitteln wie Milchprodukten und Eiern. Bei veganer Ernährung muss unbedingt Vitamin B12 zugeführt werden, da es sonst zu schweren Anämien und neurologischen Defekten kommen kann.

Der Bedarf an **Eisen** ist in der Schwangerschaft erhöht. Da ein Eisenmangel sowohl bei Mischköstlern als auch bei Vegetariern relativ häufig auftritt, sollte besonders darauf geachtet werden und bei nachgewiesenem Mangel Eisen zugeführt werden.

Die Zufuhr von **Jod** wird unabhängig von der Ernährungsweise empfohlen, da der Bedarf in der Schwangerschaft erhöht ist. Auch auf eine ausreichende Versorgung mit **Calcium** und **Zink** sollte geachtet werden.

Eine vegetarische Ernährung bietet viele Vorteile auch in der Schwangerschaft; es kann damit auch eine gute Nährstoffversorgung gewährleistet werden, wenn die Ernährung ausgewogen ist und auf die kritischen Nährstoffe geachtet wird.

Bei einer veganen Ernährungsweise bedarf es wegen des veränderten Energie- und Nährstoffbedarfs einer besonders sorgfältigen Planung; dazu ist eine kompetente Ernährungsberatung zu empfehlen. Um Risiken zu vermeiden, sollte immer eine medizinische Beratung erfolgen und Mikronährstoffsupplemente ergänzt werden.

Generell sollten Schwangere ihre Nährstoffversorgung überprüfen lassen und bei einem nachgewiesenen Mangel entsprechend ergänzen.

Stillzeit

Auch in der Stillzeit sollte sich die Mutter ausgewogen ernähren; der Nährstoffbedarf der Mutter ist durchschnittlich um 635 kcal in den ersten 4 Monaten, danach im Schnitt um 525 kcal erhöht. Für den Säugling ist es von Vorteil, wenn in den ersten vier bis sechs Lebensmonaten gestillt wird. Falls das nicht möglich ist, kann Säuglings-Fertignahrung auf Milchbasis oder Fertignahrung auf Sojabasis verwendet werden.

Eine gut zusammengestellte vegetarische Ernährung ist auch für die Stillzeit gut geeignet. Im Allgemeinen können während der Stillzeit – unabhängig von der Ernährungsweise der Mutter – Engpässe in der Versorgung mit Vitamin D, Eisen, Jod und Zink auftreten. Darauf sollte geachtet werden.

Für Mütter, die sich vegan ernähren, ist es wichtig, sich sehr ausgewogen zu ernähren und sich fachlich beraten zu lassen. Kritisch kann auch die ausreichende Zufuhr von Nahrungsenergie, Proteinen, den Vitaminen D, B2, B6 und B12 sowie Calcium, Eisen, Jod und Zink sein. Eine ausreichende Versorgung mit Vitamin B12 ist nach derzeitigem Erkenntnisstand nur mit B12 Supplementen oder angereicherten Lebensmitteln zu erreichen. Eine Überprüfung des Nährstoffstatus ist sehr zu empfehlen und bei Bedarf eine gezielte Ergänzung.

Ernährung im Kindesalter und Jugendalter

Die Gesundheit unserer Kinder ist allgemein zu einem besonderen Anliegen geworden, denn gerade in den letzten Jahren nehmen ernährungsbedingte Erkrankungen wie Übergewicht mit all den negativen Folgen und Diabetes mellitus Typ 2 bereits im jugendlichen Alter sehr zu.
Weltweit waren 2010 fast 43 Millionen Kinder unter 5 Jahren übergewichtig. Man spricht von der Generation XXL, Ursache sind Bewegungsmangel und ein schlechter Ernährungsstil mit Fast Food, Soft Drinks, Fertigprodukten etc.
Die vegetarische Ernährung bietet für Kinder und Jugendliche viele Vorteile: Es kommt damit weniger häufig zu Übergewicht, und es werden vermehrt Ballaststoffe und Vitamine, hingegen weniger Cholesterin und gesättigte Fettsäuren zugeführt.

Eine ausgewogene vegetarische Ernährung bietet Kindern und Jugendlichen viele Vorteile.
Es kommt seltener zu Übergewicht; vegetarische Kost ist ballaststoff- und vitaminreich.

Besonderheiten der Ernährung bei Kindern und Jugendlichen

Bezogen auf das Körpergewicht haben Kinder einen höheren Nährstoffbedarf als Erwachsene: 1-3jährige Kinder 100 kcal/kg, Erwachsene 30-40 kcal/kg.

Im Allgemeinen wird für Kinder ein höherer Fettanteil empfohlen: Bei 1-3jährigen Kindern sollte der Fettanteil der Nahrung 30-40% betragen, bei 4-14jährigen 30-35%. Erwachsene hingegen sollten maximal 30% Fett zuführen (Anteil an der Gesamtenergieaufnahme).

Zur Vorbeugung gegen Gefäßverkalkung wird teilweise auch eine Reduzierung der Fettzufuhr bei Kindern diskutiert. Der Nachteil: Es könnte dadurch zu einer verminderten Aufnahme der fettlöslichen Vitamine kommen. Daher wird empfohlen, die Fettzufuhr nicht zu überschreiten und dabei bewusst den Anteil an gesättigten Fettsäuren zu reduzieren. Gesättigte Fettsäuren kommen vor allem in der tierischen Nahrung vor. Also sind vegetarisch ernährte Kinder hier auf jeden Fall im Vorteil.

Der Kohlenhydratanteil in der Nahrung sollte bei über 50% liegen, in der Regel sind es nur 46-49%. Dabei sollten niedermolekulare Kohlenhydrate wie Zucker, die sehr schnell aufgenommen werden, eingeschränkt und langsam resorbierbare Kohlenhydrate wie in Vollkornbrot bevorzugt werden.

Eine ausreichende Menge an Eiweiß ist für das Wachstum wichtig. Bei üblicher Mischkost ist der Eiweißanteil oft deutlich höher als empfohlen, zum Teil um mehr als das Doppelte. Vegetarier haben eine ausreichende Versorgung mit pflanzlichen Eiweißen, weniger häufig einen Eiweißüberschuss.

Die Trinkmenge sollte bei Kindern höher als bei Erwachsenen sein, da die Konzentrationsfähigkeit der Nieren noch nicht so ausgeprägt ist.

Bestimmte Stoffe werden während des Wachstums besonders benötigt, so z.B. Calcium und Eisen. Calcium ist für den Aufbau der Knochenmasse wichtig. Im Säuglingsalter und in der Pubertät findet ein besonders intensives Knochenwachstum statt.

Eisen wird in den ersten beiden Lebensjahren ab dem 6. Monat (nach Erschöpfung der endogenen Reserven) und in der Pubertät aufgrund der Zunahme der Körpermasse sehr wichtig. Infolge Eisenmangels kann es zu Anämie kommen. Mädchen ab dem 10. Lebensjahr haben durch die Menstruation einen etwas höheren Bedarf an Eisen als Jungen.

Welche Mängel wurden bei Vegetariern bisher vermutet?

Als kritische Elemente bei vegetarischer Ernährung galten bisher Eisen, Calcium, Vitamin D und Vitamin B12.

Eisen:

Ein Eisenmangel liegt bei 20% der Weltbevölkerung vor. Er ist bei Vegetariern nicht häufiger als bei Mischköstlern.
Eine hohe Eisenaufnahme ist z.B. aus Vollgetreide und Blattgemüse möglich. Die schlechtere Verfügbarkeit des Eisens aus pflanzlichen Nahrungsmitteln wird z.B. durch gleichzeitige Zufuhr von Vitamin C und organischen Säuren aus Früchten und Gemüse ausgeglichen. Es kommt dadurch zu einer verbesserten Eisenaufnahme.
Eisen ist z.B. in folgenden Nahrungsmitteln enthalten: in Bohnen, Linsen, Cashewkernen, Sojabohnen, Hafer, Quinoa, Kartoffeln, Tomaten, Aprikosen, Feigen, Birnen, Rosinen, Äpfeln. Auch durch bestimmte Zubereitungsverfahren kann eine bessere Verfügbarkeit von Eisen – und ebenfalls von Zink – erreicht werden.
Phytate, die die Eisenaufnahme hemmen, werden durch Einweichen oder Keimen des Getreides hydrolysiert, was die Eisenaufnahme fördert. Sauerteigbrotführung hydrolysiert ebenfalls die Phytate und begünstigt die Eisenauf-

nahme und die Aufnahme anderer Spurenelemente. Dies trifft auch für andere Fermentations-Arten zu (z.B. bei Soja: Miso und Tempeh).
Außerdem erfolgt bei geringer Eisenaufnahme im Körper eine Anpassung durch höhere Absorption und geringeren Verlust.
Da Eisenmangel unabhängig von der Ernährungsweise relativ häufig auch bei Kindern, z.B. bei Mädchen in der Pubertät, vorkommt, sollte bei nachgewiesenem Mangel Eisen supplementiert werden.

Calcium:
Einen hohen Anteil an Calcium haben bekanntlich Milchprodukte.
Aber auch bei Veganern tritt kein Mangel an Calcium auf. Veganer nehmen zwar nicht so viel Calcium auf, können dies jedoch durch eine gesteigerte Verwertung ausgleichen; das Calcium wird besser resorbiert. Dazu kommt noch, dass sich die bei Veganern niedrigere Eiweißzufuhr insofern günstig auswirkt, als dadurch weniger Calcium über den Urin ausgeschieden wird.
Calcium findet sich z.B. in folgenden Nahrungsmitteln: in Broccoli (besonders viel), in Grünkohl, Lauch, Kohlrabi, Bohnen, Mandeln, Sesam, Feigen, Orangen, Bananen, Äpfeln.

Vitamin D:
Vitamin D wird im Körper unter der Haut durch Einwirken von Sonnenlicht (UV-Licht) gebildet. Daher kommt es in den Ländern mit weniger Sonne, wie in unseren Breitengraden, vor allem in den Wintermonaten zu einer geringeren Vitamin D-Bildung. Für alle Kinder lautet daher die Empfehlung der Kinderärzte, unabhängig von der Ernährungsform Vitamin D zuzuführen, da dieses für das Knochenwachstum benötigt wird. Heute weiß man, dass Vitamin D außerdem für das Immunsystem, für die Zelldifferenzierung und den Muskelaufbau von Bedeutung ist.

Vitamin B12:

Vitamin B12 ist in Milch und Milchprodukten enthalten, nicht jedoch in pflanzlichen Nahrungsmitteln. Bei veganer Ernährung muss man Vitamin B12 zuführen oder mit Vitamin B12 angereicherte Nahrungsmittel verwenden (z.B. Sojamilch + B12).

Bei **veganer Ernährung** kann es, je nach Lebensalter des Kindes, zusätzlich zu einer Unterversorgung mit Vitamin B2 und Zink kommen; auch eine ausreichende Zufuhr von pflanzlichen Proteinen ist zu beachten.
Eine vegane Ernährung für Kinder muss im Hinblick auf eine bedarfsdeckende Zufuhr aller Nährstoffe – insbesondere Vitamin B12 – sorgfältig geplant werden.

Für die Eltern, denen eine gesunde Ernährung ihrer Kinder ja am Herzen liegt, ist es manchmal gar nicht so einfach, ihrer Verantwortung diesbezüglich gerecht zu werden – häufig sind beide Elternteile berufstätig, in den Supermärkten lockt eine unübersichtliche Vielfalt an Fertigprodukten usw. Die heute oft übliche Ernährungsweise kann bei Kindern und Jugendlichen allerdings zu gesundheitlichen Schäden führen, da häufig zu viel Fast Food mit viel verstecktem tierischen Fett gegessen wird, ebenso Fertigprodukte und minderwertige Nahrungsmittel, die viele Zusatzstoffe enthalten.

Es lohnt sich also in jedem Fall, die Zeit und Mühe zu investieren, um sich mit den Grundzügen einer gesunden Ernährung zu beschäftigen. Eine ausgewogene vegetarische Ernährung, zudem eine schmackhafte, erweist sich für die ganze Familie gesundheitlich als Vorteil.

Ergebnisse aus Studien über vegetarisch ernährte Kinder, deren Entwicklung und Wachstum

Lacto-ovo-vegetarische Kinder und Jugendliche:

SDA (Seventh Day Adventists): Vegetarisch ernährte Schulkinder sind gleich groß wie Nichtvegetarier oder größer. Mädchen bekommen ihre erste Periode (Menarche) etwas später als nichtvegetarische. (Diese Verzögerung kann ein gesundheitlicher Vorteil sein, denn eine frühe Menarche gilt als Risikofaktor für Brustkrebs.)

Weitere Studien:

- eine flämische Studie über vegetarische Kinder, Jugendliche und junge Erwachsene,
- die Longitudinal Growth Study in Northwest England,
- die Studie der Indian Vegetarian Children in Britain und die Studie der Indian Vegetarian Children in Madras.

Ihre Ergebnisse können folgendermaßen zusammengefasst werden:
Die Auswertungen der körperlichen Untersuchungen zeigen, dass vegetarische Kinder gleich groß sind wie Mischkost-Kinder. In den meisten Studien sind die vegetarischen Schulkinder etwas schlanker. Zwei Studien ergaben, dass vegetarische Mädchen etwas später in die Pubertät kommen; eine der Studien zeigt einen durchschnittlichen Pubertätsbeginn.

Vegane Kinder:

The Farm Studies (USA):
404 vegane Kinder von 4 Monaten bis zu 10 Jahren, die bisher nur vegan ernährt wurden: Größe und Gewicht lagen zwischen der 25. und 75. Percentile (Normbereich), im Mittel etwas niedriger als der Durchschnitt der Kinder. –

Dazu muss man erwähnen, dass in Nordamerika viele angereicherte Lebensmittel für Veganer auf dem Markt sind.

Fazit:

Alle Studien bestätigen, dass sowohl die vegetarische als auch eine gut geplante vegane Kost für Kinder geeignet ist. Vegetarische Ernährung führt zu normalem Wachstum und bringt außerdem viele gesundheitliche Vorteile.

Kinder spüren, was sie brauchen:

Bereits in den 20er Jahren des letzten Jahrhunderts kam die kanadische Kinderärztin Clara Davis zu folgenden Erkenntnissen: Sie ließ Kinder im Alter von 6 bis 9 Monaten aus einer Reihe von angebotenen Nahrungsmittel selbst das wählen, was sie essen wollten. Instinktiv nahmen die Kinder immer das Richtige. So aß z.B. ein Kind mit wenig Magensäure vorzugsweise Saures. Oder das Kind wählte das, was ihm bei einer bestimmten Krankheit fehlte, jedenfalls so lange, bis der Mangel ausgeglichen war. Das Ergebnis, so die Ärztin, waren lachende, aktive, glückliche Kinder.

Professor E.P. Köster, Professor für experimentelle Psychologie an der Universität Utrecht (Geschmacksforschung), kam aufgrund neuerer Studien zu ähnlichen Schlüssen: Die Kleinen zwischen einem und vier Jahren treffen instinktsicher eine Wahl für Nahrungsmittel, die für sie jeweils wichtig sind. Sie hören auf zu essen, wenn sie genug Kalorien haben, nehmen auch Salz nur in zuträglichen Mengen zu sich.

Daraus ist zu schließen: Der Mensch hat ein natürliches Empfinden hinsichtlich dessen, was für ihn gut ist; allerdings hat er es meist bereits verlernt, denn die Prägung findet in den ersten Lebensjahren statt.

So entwickeln sich auch Vorlieben schon früh: Z.B. hatten Kinder, die als Säuglinge Fertignahrung mit synthetischem Vanillin bekamen, später eine starke Vorliebe für diesen Geschmack: viermal häufiger als Kinder, die mit Muttermilch gestillt worden waren.
Auch den Lebensmittelkonzernen sind diese Abläufe der Gewöhnung bekannt; daher wird der Geschmack der Kinder bewusst schon in jungen Jahren über künstliche Aromen beeinflusst.

Vegetarische Ernährung bei älteren Menschen

Jeder Mensch ist den normalen Verschleiß- und Alterungsprozessen im Körper im Laufe seines Lebens ausgesetzt. Es werden verschiedene Ursachen diskutiert, die zum Altern führen: genetische Ursachen, Abnützung, Rückgang des Wachstumshormons und weitere.
Eine Ursache ist die vermehrte Produktion von freien Radikalen, die in großen Mengen Körperzellen nachhaltig schädigen. Die Folge: Der Körper ist in erster Linie mit der Bekämpfung der zu zahlreichen freien Radikale beschäftigt und vernachlässigt seine natürlichen Regenerationsvorgänge.
Zu den äußeren Faktoren, die den Alterungsprozess vorantreiben, gehören unter anderem zu wenig Schlaf, Bewegungsmangel, fetthaltige und vitaminarme Ernährung, Nikotin, Alkohol und auch ein hektisches Leben – also Stress.
Freie Radikale kommen in geringem Maße im Stoffwechsel vor. Durch äußere Einflüsse wie UV-Licht, Rauchen, Übergewicht und Stress werden sie verstärkt gebildet. Freie Radikale sind aggressive chemische Verbindungen, denen ein oder mehrere Elektronen fehlen. Auf der Suche nach den ihnen fehlenden Elektronen zerstören sie andere Stoffe, Zellmembranen, Chromosomen oder Gewebe im Körper. Treten sie in geringer Anzahl auf, ist das kein Problem;

in größeren Mengen ist das Reparatursystem des Körpers überlastet: Zellen sterben ab oder verändern sich so, dass Krankheiten entstehen.
Antioxidantien haben einen positiven Einfluss auf den Alterungsprozess: Sie wirken als Radikalenfänger und schützen die Körperzellen.
Die wichtigsten Radikalenfänger sind Vitamine, z.B. Vitamin C, E, Vitalstoffe wie Selen, Coenzym Q10, Alpha-Liponsäure und viele weitere sekundäre Pflanzenstoffe wie Bioflavonoide, Anthocyane usw. Eine antioxidantienreiche Ernährung wirkt den Schädigungen entgegen, die freie Radikale den Körperzellen zufügen.
Fettreiche, einseitige Ernährung, Stress, Übergewicht, UV-Strahlen, Rauchen erhöhen den Bedarf an Radikalenfängern, also an Antioxidantien.
Zur Bewegung: Ein trainierter Körper arbeitet besser, das bedeutet, er muss weniger Energie aufwenden, um das Gleiche zu erreichen wie ein untrainierter Körper. Durch den reduzierten Energieverbrauch entstehen weniger schädigende Stoffwechselprodukte im Körper. Zu viel Bewegung, z.B. bei übertriebenem Sport, bewirkt jedoch das Gegenteil – es entstehen vermehrt freie Radikale; der Körper altert schneller.
Eine weitere Ursache für das beschleunigte Altern sind „chronische niederschwellige Entzündungen", „der Schwelbrand in unserem Körper". Was heißt das?
Zur Bekämpfung von Mikroorganismen existieren mehrere entzündliche Kaskadensysteme im Körper. Wir kennen typische Entzündungen z.B. an der Haut oder an einem Gelenk mit Schwellung, Rötung, Überwärmung und Schmerz. Hervorgerufen werden diese Symptome durch pro-inflammatorische Zytokine wie Interleukin 6, Tumornekrose-Faktor-Alpha, Leukotrien B4, Prostaglandin E2 usw. Dabei spielt die Aktivierung eines nuklearen Transkriptionsfaktors*

* Ein Transkriptionsfaktor ist ein Regulationselement für die Gene.

eine besonders zentrale Rolle, insbesondere Nuklear-Faktor Kappa-B. Oxidativer Stress, Viren, UV-Strahlen und radioaktive Strahlen können ihn aktivieren. Einmal aktiviert, bringt dieser Faktor eine Kettenreaktion in Gang. Es entsteht eine chronische leichte Entzündung im Körper, die der Mensch gar nicht registriert. Dieser permantente Entzündungsstress führt aber zu chronischen Krankheiten wie Arteriosklerose, Diabetes, Neurodegeneration, Krebs und generell zum rascheren Altern.

Während des Alterungsproszesses verlieren wir offenbar zunehmend die Fähigkeit, zielgerichtete, zeitlich begrenzte Entzündungsprozesse wieder abzuschalten oder nutzbringend umzuwandeln. Bereits in jüngeren Jahren kommt es durch Übergewicht, Diätfehler und Rauchen „vor der Zeit" zu pro-inflammatorischem metabolischen Stress – der „Schwelbrand" beginnt.

Eine Epidemie an relativ jungen, multimorbiden Typ-2-Diabetikern steht uns bevor. Bis vor einigen Jahren war der Diabetes Typ 2 fast ausschließlich eine Alterskrankheit („Altersdiabetes").

An allen bekannten Phänomenen, die uns altern lassen, sind die Komponenten der niederschwelligen Entzündung direkt oder indirekt beteiligt.

Das sogenannte Metabolische Syndrom führt zu Turbo-Aging. Betroffene leiden früher als in der Vergangenheit an Herz-Kreislauf-Komplikationen, Krebs, Neurodegeneration, Gelenkbeschwerden.

Was ist zu tun?

Wichtig wäre eine Änderung des Lebensstils, eine gezielte Gewichtsabnahme und vor allem eine gesunde Ernährung. Denn: Gesättigte Fettsäuren, wie sie im Fleisch vorkommen, führen zu den genannten Entzündungsreaktionen im Körper. Hingegen bewirken die „guten Fette" wie die Omega-3-Fettsäuren, die z.B. in Leinöl enthalten sind, einen Schutz vor Entzündungsreaktionen. Auch Antioxidantien haben eine entzündungshemmende Wirkung, da sie die Aktivierung von Nuklear-Faktor-Kappa-B verhindern können.

Vegetarier leben länger und gesünder!

Dies zeigen verschiedene Studien der letzten Jahre.
So stellt die Langzeitstudie des Deutschen Krebsforschungszentrums in Heidelberg fest, dass Vegetarier ein deutlich verringertes Sterblichkeitsrisiko aufweisen. In einer Pressemitteilung des Deutschen Krebsforschungszentrums vom 6. März 2003 mit der Überschrift „Vegetarier leben länger" war zu lesen:
100 in der Altersgruppe der Studienteilnehmer zu erwartenden Todesfällen stehen nur 59 tatsächliche bei den Vegetariern gegenüber. An der Studie, die seit 1978 unter der Leitung von Privatdozentin Dr. Jenny Chang-Claude lief, nahmen rund 1900 Vegetarier teil.
1997 wurde im Deutschen Ärzteblatt über eine Studie aus England berichtet: Seit längerem wird diskutiert, ob nicht durch eine vegetarische Diät das Risiko, an einem Herzinfarkt zu versterben, gesenkt werden kann. Die Autoren berichten über Untersuchungen in einer Gruppe von über 4000 Männern und über 6000 Frauen. Sie verglichen deren Ernährungsgewohnheiten und die Sterblichkeit aufgrund koronarer Herzkrankheit, Schlaganfall und Krebs.
Die Letalität des Kollektivs lag um 50 Prozent unter der der Allgemeinbevölkerung. Der tägliche Konsum von frischen Früchten führte zu einer signifikanten Abnahme der Letalität infolge koronarer Herzkrankheit, Schlaganfall und der übrigen analysierten Parameter. Somit kann festgehalten werden: Gesundheitsbewusste Personen, die täglich frisches Obst konsumieren, sterben seltener an koronaren Herzerkrankungen, Apoplex und Malignomen.

Welche speziellen Anforderungen gibt es für die Ernährung älterer Menschen?

Bei älteren Menschen nimmt zwar der Energiebedarf ab, aber für einzelne Nährstoffe sind die empfohlenen Mengen etwas höher: z.B. Calcium und Vitamin D für die Knochen, B-Vitamine wie Vitamin B6 und Vitamin B12 für Gehirn und Gefäße.

Bei älteren Menschen ist oft die Aufnahme der Nährstoffe aus der Nahrung erschwert. So kann z.B. Vitamin B12 von vielen Menschen nicht mehr aufgenommen werden, da es über die Magenschleimhaut nicht mehr resorbiert wird. Diese Insuffizienz tritt bereits ab dem 50sten Lebensjahr ein. Daher sollten alle Menschen über 50 und Menschen, die sich vegan ernähren (also ohne Milchprodukte), Vitamin B12 als Nahrungsergänzung zuführen.
Eine Supplementierung mit Vitamin B 12 ist besonders wichtig, da im Alter ein erhöhter Bedarf an diesem Vitamin besteht. Ein Mangel kann zur Erhöhung des Homocysteinwertes führen. Homocystein ist ein Stoffwechselprodukt im Aminosäurenstoffwechsel und ein Risikofaktor für Gefäßerkrankungen und degenerative Erkrankungen des Gehirns. Zum Abbau dieses Risikofaktors benötigen wir Vitamin B12, B6 und Folsäure. Folsäure findet sich in großen Mengen in grünem Gemüse.
Ältere Menschen haben oft wenig Appetit und wenig Durst. Eine ausreichende Trinkmenge ist jedoch ganz wichtig, vor allem für die Gehirndurchblutung. Da die Geschmackssinne im Laufe des Alters schwächer werden, ist ratsam, zum Kochen gute Gewürzkräuter zu verwenden, die appetitanregend wirken.
Die Nahrung sollte auch ausreichend Ballaststoffe für eine gute Verdauung enthalten. Für die Eiweißversorgung eigenen sich Hülsenfrüchte wie Linsen und Bohnen sehr gut; auch Sonnenblumenkerne und Nüsse sind ideal.

Die Nahrungsmenge sollte an die Aktivität und das Alter angepasst werden und eine ausreichende Energiezufuhr gewährleisten, ohne dass es zu Übergewicht kommt.

Wie sieht eine gesunde Ernährung aus, die dem vorzeitigen Altern vorbeugt?

Vorbeugend wirkt eine ausgewogene vegetarische Kost mit reichlich Antioxidantien, also: viel Obst und Gemüse (5x am Tag), gute Fette, wie sie z.B. in großer Menge mit Leinöl, auch Olivenöl und Walnüssen aufgenommen werden können, ausreichend Kohlenhydrate und gute pflanzliche Eiweiße.
Zu empfehlen ist eine kohlenhydratreiche Ernährung mit Nahrungsmitteln mit niedrigem glykämischen Index.
Niedriger gykämischer Index besagt, dass der Zucker bzw. die Stärke aus dem Nahrungsmittel langsam aufgenommen wird, wie z.B. beim Verzehr von Vollkornbrot und Hülsenfrüchten wie Linsen oder Bohnen. Hoher glykämischer Index heißt, dass der Zucker rasch ins Blut aufgenommen wird, wie beim Verzehr von Süßigkeiten oder Weißbrot.

Exemplarisch: Einige Nahrungsmittel und ihre gesundheitlichen Vorteile

Linsen:
Sie bestehen zu ca. 25% aus Eiweiß, zu 55% aus Kohlenhydraten und aus ca. 1,5% Fett, haben einen hohen Gehalt an Eisen (gut bei Anämie) und enthalten viel Kalium und Magnesium (gut fürs Herz), Calcium, Phosphor und

Kupfer (wirken stärkend auf die Knochen). Linsen zeichnen sich durch einen hohen Gehalt an wertvollen B-Vitaminen aus, die für Nerven und Gehirnzellen förderlich sind.

In jüngster Zeit hat man entdeckt, dass die Inhaltsstoffe der Linsen auch vor Infektionen, Arteriosklersose und Thrombose schützen können. Sie haben einen niedrigen glykämischen Index; die Kohlenhydrate werden also langsam aufgenommen.

Walnüsse:

Sie enthalten große Mengen Ellagsäure – ein starker Radikalenfänger und ein wichtiger Krebsschutzfaktor.

Walnüsse sind bekannt für ihren hohen Gehalt an Omega-3-Fettsäuren. Damit schützen sie nicht nur vor Gefäßverkalkung, sondern auch vor dem „Schwelbrand" der chronischen Entzündung. Sie enthalten außerdem viel Arginin, eine Aminosäure, die für die Gefäßregulation wichtig ist.

Walnüsse liefern viel Calcium für die Knochen und enthalten B-Vitamine, die fettlöslichen Vitamine A, D und E sowie viele Mineralstoffe und ein außerordentlich gut verwertbares Eiweiß.

Die Walnuss gilt in ihrer Zusammensetzung als vollwertiges Nahrungsmittel; sie stabilisiert das seelische Gleichgewicht und fördert die natürliche Schönheit.

Sie ist eine natürliche Quelle für Melatonin. Das belegen Forschungsarbeiten am Health Science Center der Universität von Texas in San Antonio. Melatonin wirkt auch als Antioxidans.

Studienleiter Dr. Russel und J. Reiter kommentieren die Ergebnisse: „Die Inhaltsstoffe in Walnüssen können die Häufigkeit von Krebs reduzieren. Walnüsse können neurodegenerative Erkrankungen des Alters wie Parkinson und Alzheimer verzögern bzw. mildern und die Schwere von Herz-Kreislauf-

Erkrankungen reduzieren." Der Wert der Walnüsse liegt wohl vor allem in der Kombination der verschiedenen Inhaltsstoffe, die diese günstige Wirkung erzielen.

Im Volksmund heißt es: Ein Apfel am Tag hält den Arzt fern. –
Dazu 5 Walnüsse täglich wäre eine förderliche Ergänzung.

Apfel:
Der Apfel enthält über 300 Biosubstanzen wie organische Säuren, Gerbstoffe, Pektin, ätherische Öle, Vitamin C, B, Kalium, Calcium, Phosphor, Eisen, Natrium, Zucker, Polyphenol.
Zu vier Fünfteln besteht der Apfel aus Wasser, was ihn zu einem guten Durstlöscher macht.
Der Apfel hat eine ideale Zusammensetzung an Nährstoffen.
Die Deutsche Gesellschaft für Ernährung (DGE) und die Deutsche Krebsgesellschaft haben in Untersuchungen festgestellt, dass Obst, und vor allem der Apfel, die Zelle vor Krebsentstehung schützt.
Wenn auch andere Obst- und Gemüsesorten zum Teil mehr Vitamin C enthalten, so hat doch der Apfel durch die Kombination mit dem Pflanzenfarbstoff Quercetin eine beträchtliche abwehrstärkende Wirkung. Quercetin verhindert Zellschäden, die von freien Radikalen angerichtet werden und schwere Folgen haben können. Das im Apfel enthaltene Vitamin C sorgt also gemeinsam mit dem Inhaltsstoff Quercetin dafür, dass dieser im Kampf gegen freie Radikale unübertroffen ist. So schützt er vor Gefäßverkalkung, dem Schwelbrand im Körper, und vor Alterung.
Der Apfel ist zudem ein aktiver Hautschützer; dafür sorgen seine Carotinoidverbindungen, die schädliche UV-Strahlen abwehren und außerdem das Immunsystem ankurbeln. Die im Apfel vorhandenen Phenolverbindungen wirken

sich günstig gegen Thrombosen und Herz-Kreislauf-Erkrankungen aus, und auch seine sekundären Pflanzeninhaltsstoffe wie Flavonoide und Carotinoide dienen dem Menschen.

Pflaumen/Zwetschgen:
Sie enthalten etwas Eiweiß und Fett, Carotin, Vitamin B1, B2, reichlich Eisen, Kupfer, Zink, Kalium, Natrium, Phosphor, Calcium, Anthozyane.
Dörrpflaumen haben unter allen Obstsorten die höchste antioxidative Kapazität.

Tomaten:
Tomaten enthalten 93% Wasser, viele Vitamine und Mineralstoffe (vor allem Kalium, Magnesium, Folsäure, Vitamin C) und sind für den Inhaltsstoff Lycopin bekannt (einen sekundären Pflanzeninhaltsstoff und starkes Antioxidans). Übrigens steigert Zerkleinern und schonendes Erhitzen die Verfügbarkeit dieses Wirkstoffes (z.B. im Tomatenmark).

Quellen:
ADA position: Vegetarian Diets. J AM Diet Assoc. 2003; 103: 748-765
Studie aus England: Dietary habits and mortality in 11.000 vegetarians and health conscious people: results of a 17 year follow up
Claus Leitzmann et al.: Ernährung in Prävention und Therapie, Hippokrates, 2. Auflage, 2003
Elmadfa/Leitzmann: Ernährung des Menschen, Ulmer, 4. Auflage, 2004
Hans-Ulrich Grimm: Die Suppe lügt, Klett-Cotta, 2006
Joean Sabete: Vegetarian Nutrition; CRC Press 2001
Claus Leitzmann / Markus Keller: Vegetarische Ernährung, 3. Auflage, 2013

Krankheitsbilder und Fallbeispiele

Herz-Kreislauf-Erkrankungen

In den westlichen Industriestaaten sterben pro Jahr 46% aller Menschen an Herz-Kreislauf-Erkrankungen, mehr als an jeder anderen Erkrankung. Die koronare Herzerkrankung ist die bedeutendste Herz-Kreislauf-Erkrankung. Sie beruht auf einer Verengung eines oder mehrerer Herzkranzgefäße. Kommt es zu einem Verschluss der Herzkranzgefäße, so entsteht ein Herzinfarkt. Weitere wichtige Herz-Kreislauf-Erkrankungen sind der Schlaganfall, meist ein Arterienverschluss einer hirnversorgenden Arterie, und die periphere arterielle Verschlusskrankheit, eine Verengung bzw. ein Verschluss der Beinarterien.

Dem ganz überwiegenden Teil der Herz-Kreislauf-Erkrankungen liegt eine Basisursache zugrunde: die Atherosklerose oder Gefäßverkalkung. Ihre Entstehung bzw. ihre Vermeidung ist in erheblichem Maß von den Ernährungsgewohnheiten des Menschen abhängig. Zum besseren Verständnis vorab einige Bemerkungen zum Aufbau und zur Funktion der Gefäßwände:

Die Gefäßwände sind innen mit einer Zellschicht ausgekleidet, die man als Endothel bezeichnet. Das Gefäßendothel hat zahlreiche biochemische Funktionen, unter anderem die Regulierung der Gefäßweite durch Bildung verschiedener Signalmoleküle. Das wichtigste Signalmolekül ist das Stickstoffmonoxid (NO), ein Gas, das aus der Aminosäure Arginin gebildet wird. NO spielt eine zentrale Rolle für die Weitstellung der Blutgefäße. Wenn die Funktionsfähigkeit des Gefäßendothels gestört ist, spricht man von einer endothelialen Dysfunktion.

Aus der endothelialen Dysfunktion entwickelt sich dann die Atherosklerose mit der Bildung von sogenannten Plaques bis hin zu einem Gefäßverschluss. Der wichtigste Risikofaktor für die Arterienverkalkung ist das oxidierte LDL-Cholesterin (Low-Density-Lipoprotein-Cholesterin). LDL-Partikel enthalten etwa 80 Prozent des Cholesterins im Blutplasma. Etwa 70% der LDL-Partikel werden über sogenannte LDL-Rezeptoren aus dem Blut entfernt; dies geschieht hauptsächlich in der Leber. Möglich ist dieser Vorgang aber nur, wenn die LDL-Partikel nicht chemisch verändert sind, z.B. durch Oxidation.
Eine Oxidation kann im Blutplasma jedoch sehr leicht stattfinden, weil es in den Gefäßwänden Enzymsysteme gibt, die erhebliche Mengen an freien Radikalen erzeugen. Wenn gleichzeitig Antioxidantien im Blutplasma fehlen, kommt es zur Oxidation der LDL-Partikel, die dann nur noch von Makrophagen (großen Fresszellen) aufgenommen werden können. Die Makrophagen verwandeln sich dann in sogenannte Schaumzellen, die in die Gefäßwände einwandern und dort entzündliche Prozesse auslösen. Dies ist der Beginn der Arterienverkalkung.

Über verschiedene Wirkmechanismen kann die vegetarische Ernährung die Entstehung der Arterienverkalkung verhindern oder zumindest vermindern. Vegetarier nehmen über die Nahrung meist weniger Cholesterin auf als Mischköstler, es sei denn, es werden sehr viele Milchprodukte verzehrt. Pflanzliche Proteine haben eine etwas andere Zusammensetzung als tierische, und sie enthalten durchschnittlich mehr von der Aminosäure Arginin als tierische Proteine. Arginin stimuliert die Freisetzung des Hormons Glucagon; dadurch kommt es zu einer Verminderung der körpereigenen Cholesterinsynthese. Tierische Proteine enthalten mehr von den Aminosäuren Leucin und Lysin, die die Cholesterinbildung fördern. Wie schon erwähnt, wird aus der Aminosäure Arginin das Signalgas NO gebildet. Dabei ist die NO-Bildung abhängig vom

Argininangebot. Durch eine erhöhte Zufuhr argininreicher pflanzlicher Nahrungsmittel können deshalb die Gefäßregulation und die Durchblutung verbessert werden. Argininreich sind z.B. Sojabohnen, Weizenkeime und Nüsse.

Nüsse sind ohnehin Herz-Kreislauf-schützende Nahrungsmittel par excellence – man weiß aus vielen Studien, dass der regelmäßige Verzehr von Nüssen das Risiko für Herz-Kreislauf-Erkrankungen deutlich senkt. Nüsse erhöhen das gute HDL-Cholesterin (High-Density-Lipoprotein-Cholesterin) und verbessern die Insulinempfindlichkeit. Außer Arginin sind es vor allem die einfach und mehrfach ungesättigten Fettsäuren, die die günstige Wirkung der Nüsse erklären.

In einigen Studien zeigte sich bei Vegetariern eine bessere Endothelfunktion als bei Mischköstlern. Vegetarier haben auch eine höhere Oxidationsstabilität des LDL-Cholesterins – das heißt, das LDL-Cholesterin wird nicht so leicht oxidiert und somit das Risiko für Arteriosklerose vermindert –, allein schon durch eine höhere Aufnahme pflanzlicher Antioxidantien.

Einen wichtigen endothelschützenden Effekt hat das Vitamin Folsaure, das von Vegetariern in größerer Menge aufgenommen wird als von Mischköstlern. Folsäure ist erforderlich für den Abbau von Homocystein, das neben OX-LDL ein weiterer sehr bedeutender Risikofaktor für Gefäßerkrankungen ist. Zum Homocysteinabbau werden die Vitamine B6, B12 und Folsäure benötigt, wobei der Folsäure die größte Bedeutung zukommt. Aber auch Vitamin B12 spielt in diesem Zusammenhang eine wichtige Rolle; deshalb sollten Veganer unbedingt auf eine sichere B12-Quelle achten. Wenn Vitamin B12 fehlt, steigt das Risiko für Herz-Kreislauf-Erkrankungen – das gilt in besonderem Maße für Veganer.

Vegetarier haben meist eine niedrigere Fibrinogenkonzentration als Mischköstler, das heißt, die Gerinnungsneigung des Blutes ist vermindert, was auch das Atheroskleroserisiko herabsetzt. Biologisch erzeugte pflanzliche Nahrungsmittel enthalten viel Salicylsäure, die die Verklebung der Blutplättchen vermindert und auch antientzündlich wirkt. Dieser blutverdünnende Effekt dürfte auch eine wichtige Rolle dafür spielen, dass Vegetarier seltener an Herz-Kreislauf-Erkrankungen leiden. Die vermehrte Zufuhr von Kalium und Magnesium vermindert das Risiko eines Bluthochdrucks.

Das C-reaktive-Protein (CRP) ist ein gängiger Laborparameter zur Beurteilung der entzündlichen Aktivität des Stoffwechsels. Es ist hinreichend belegt, dass erhöhte CRP-Konzentrationen das Risiko für Herzinfarkt steigern. In einer kürzlich veröffentlichten Studie an fast 4000 Probanden konnte nachgewiesen werden, dass die Teilnehmer mit der höchsten Aufnahme von Pflanzenfasern die niedrigsten CRP-Konzentrationen aufwiesen.

Hier noch einige aktuelle Studien über den Zusammenhang des Fleischkonsums mit Herz-Kreislauf-Erkrankungen: Bei den Teilnehmern der Physicians Health Studie mit 21.120 offenbar gesunden Männern zeigte sich ein deutliche erhöhtes Risiko für eine Herzinsuffizienz (Herzmuskelschwäche) bei hohem Verzehr von rotem Fleisch.
Einer chinesischen Studie aus dem Jahr 2012 zufolge wiesen Vegetarier eine bessere Beta-Zellfunktion und einen dünneren Carotiden-Durchmesser auf als Mischköstler, woraus sich ein geringeres kardiovaskuläres Risiko ergibt. Auch der Blutdruck ist bei Vegetariern und Veganern niedriger als bei Mischköstlern, wie die Adventist Health Study 2 zeigte. Und eine große Studie aus England und Schottland aus dem Jahr 2013 zeigt ein vermindertes Risiko für Herzerkrankungen bei einer vegetarischen Ernährung.

Aufgrund der vorhandenen Daten kann als sicher gelten, dass der Verzehr von Fleisch, Wurst und Fisch das Risiko von Herz-Kreislauf-Erkrankungen erhöht. Eine ausgewogene vegetarische Ernährung hat dagegen eine beträchtliche Schutzwirkung gegenüber diesen Krankheiten und ist die sinnvollste Vorbeugungsmaßnahme überhaupt.

Diabetes mellitus, die Zuckerkrankheit

Diabetes mellitus ist inzwischen die Volkskrankheit Nummer eins. Die Zahl der Diabetiker in Deutschland hat sich seit 1960 verzehnfacht. Experten der deutschen Diabetesgesellschaft gehen davon aus, dass jeder zehnte Deutsche einen zu hohen Glucosespiegel hat. Die Zahl der Diabetiker nimmt jährlich zu – bei steigenden Behandlungskosten, wodurch die Finanzierbarkeit des deutschen Gesundheitswesens erheblich gefährdet wird.

Im Wesentlichen wird zwischen Typ-1- und Typ-2-Diabetes unterschieden. Der Typ-1-Diabetes entsteht dadurch, dass meist durch einen Autoimmunprozess die Betazellen der Bauchspeicheldrüse zerstört werden. Durch den Ausfall der körpereigenen Insulinproduktion ist der Typ-1-Diabetiker zeitlebens auf eine Insulintherapie angewiesen. Rund 95% aller Diabetesfälle entfallen auf den Typ 2, der normalerweise erst nach dem vierzigsten Lebensjahr auftritt. Inzwischen gibt es aber eine zunehmende Zahl von Kindern und Jugendlichen, die am Typ-2-Diabetes erkranken. Kennzeichnend für den Typ-2-Diabetes sind eine Insulinresistenz und eine zunehmende Störung der Insulinsekretion. Wie bei vielen anderen Krankheiten auch spielt für die Entwicklung des Typ-2-Diabetes die genetische Veranlagung eine gewisse Rolle. Entscheidend für das Auftreten dieser Erkrankung sind aber Lebensstilfaktoren.

Wenn man ständig zuviel Nahrung zu sich nimmt und sich wenig bewegt, wird den Körperzellen dauernd viel Glucose angeboten. Dadurch sind auch die Insulinspiegel ständig erhöht, was dazu führt, dass die Insulinrezeptoren erlahmen. Die Signale des Insulins zur Glucoseaufnahme in die Zellen werden dann deutlich verlangsamt. Man spricht von einer Insulinresistenz; diese betrifft vor allem die Muskulatur. Da die betroffenen Muskelzellen nun wenig Glucose aufnehmen können, werden die Leber und das Fettgewebe regelrecht mit Glucose überschwemmt, woraus eine Fettleberbildung und eine Zunahme des Fettgewebes resultieren.

Neun von zehn Typ-2-Diabetikern sind adipös, d.h. sie sind erheblich übergewichtig. Häufig findet man neben einer Insulinresistenz und Übergewicht auch Fettstoffwechselstörungen und Bluthochdruck. Dieses Krankheitsbild nennt man „Metabolisches Syndrom". Wenn die Betazellen der Bauchspeicheldrüse ständig hohe Insulinspiegel produzieren müssen, kommt es im Laufe der Zeit zur Erschöpfung dieser Zellen, so dass dann Typ-2-Diabetiker letztlich insulinabhängig werden können. Chronisch erhöhte Glucosespiegel führen dazu, dass viele wichtige Biomoleküle des Körpers regelrecht verzuckern. Außerdem werden durch die verschiedenen Stoffwechselstörungen im Organismus des Diabetikers vermehrt freie Radikale gebildet. Aufgrund der Verzuckerung und des oxidativen Stresses entwickeln sich dann im Laufe der Zeit verschiedene Folgeerkrankungen wie Herz-Kreislauf-Erkrankungen, Neuropathien sowie Erkrankungen der Nieren und der Netzhaut.

Der Typ-2-Diabetes ist eine typische Lifestyle-Erkrankung und wird im Wesentlichen verursacht durch Bewegungsmangel und Überernährung. Von entscheidender Bedeutung für die meisten Diabetiker ist eine Gewichtsreduktion, da die Insulinresistenz unmittelbar mit dem Übergewicht zusammenhängt.

Eine der sinnvollsten vorbeugenden und therapeutischen Maßnahmen bei Diabetes ist die vegetarische Ernährung. Der Hauptvorteil dieser Ernährungsweise liegt darin, dass auf diese Weise am ehesten eine Normalisierung des Körpergewichts bzw. eine Gewichtsreduktion möglich ist. Jedenfalls sind Vegetarier durchschnittlich schlanker als Mischköstler und haben auch ein deutlich vermindertes Diabetesrisiko.
Der regelmäßige Verzehr von rotem Fleisch und Fleischprodukten erhöht signifikant das Risiko, an Diabetes zu erkranken, sowohl bei Männern als auch bei Frauen. Besonders schädlich sind Fleischprodukte wie Wurst und die Kombination rotes Fleisch/ Alkohol, weil dadurch vermehrt Hämeisen resorbiert wird.

Es ist schon länger bekannt, dass gesättigte Fettsäuren die Empfindlichkeit der Insulinrezeptoren herabsetzen. Die Zellmembranen bestehen zu einem hohen Prozentsatz aus Fettsäuren. Das Fettsäuremuster der Nahrung ist entscheidend dafür, welche Fettsäuren in die Zellmembranen eingebaut werden. Fleisch und Vollmilchprodukte enthalten relativ viele gesättigte Fettsäuren, die die biochemischen Eigenschaften der Zellmembran nachteilig beeinflussen (z.B. verminderte Flexibilität).

Um eine Insulinresistenz und chronisch erhöhte Insulinspiegel zu normalisieren, ist eine Ernährung mit einem niedrigen glykämischen Index unbedingt erforderlich. Nur so können die Insulinrezeptoren wieder funktionstüchtig werden. In mehreren Studien wurde nachgewiesen, dass eine hohe Zufuhr an Ballaststoffen die Blutzuckereinstellung wesentlich verbessern kann. Ähnlich wie bei Herz-Kreislauf-Erkrankungen haben auch bei Diabetes mellitus die Nüsse einen vorteilhaften Effekt auf den gestörten Fettstoffwechsel des Diabetikers.

Verschiedene Mikronährstoffe, die vermehrt in pflanzlicher Kost vorkommen, werden vom Diabetiker in größerer Menge benötigt. Chrom und Mangan spielen eine wichtige Rolle für die Insulinempfindlichkeit des Organismus. Diabetiker verlieren vermehrt Magnesium über den Urin, was die Blutzuckereinstellung erschwert. Deshalb sind magnesiumreiche pflanzliche Nahrungsmittel besonders hilfreich. Wie schon erwähnt, besteht beim Diabetes ein oxidativer Stress und dadurch ein Mehrbedarf an antioxidativen Verbindungen wie z.B. Vitamin C, E, Flavonoiden, Phenolsäuren etc.

Exemplarisch sollen hier zwei Studien erwähnt werden, welche eindrucksvoll die schädliche Wirkung des Fleischkonsums belegen. In einer multiethnischen Studie der University of Hawaii wurden ca. 75.000 Personen unterschiedlicher Abstammung untersucht. Es stellte sich heraus, dass eine hohe Aufnahme von Fleisch und tierischem Fett bei allen Probanten, unabhängig von ihrer Abstammung, das Diabetesrisiko erhöhte.
Bei der Adventist Health Study 2 zeigte sich, dass Vegetarier das geringste Risiko haben, an einem Metabolischen Syndrom – also einer sehr gefährlichen Kombination von hohem Blutdruck, hohen Cholesterinwerten und erhöhtem Blutzucker – zu erkranken, Mischköstler das höchste Risiko.

Gerade in den letzten Jahren wurden viele ähnliche Studien veröffentlicht, so dass man zu dem Schluss kommen kann, dass durch eine ausgewogene vegetarische Ernährung die Häufigkeit des Diabetes mellitus stark reduziert und den Betroffenen viel Leid erspart werden könnte. Und es ließen sich außerdem hohe Behandlungskosten vermeiden.

Erkrankungen des Bewegungsapparates

Die Osteoporose und Erkrankungen des rheumatischen Formenkreises sind die gravierendsten Erkrankungen von Skelett und Gelenken.

Rheumatische Erkrankungen

Die häufigste entzündliche Gelenkerkrankung ist die rheumatoide Arthritis oder chronische Polyarthritis. Diese Erkrankung führt zu einer zunehmenden Zerstörung der Gelenkknorpel bis hin zur Deformierung und Versteifung der Gelenke. Der Zerstörung der Gelenkstrukturen liegen immunologische Vorgänge zugrunde. Es ist bis heute noch nicht vollständig geklärt, was den Selbstzerstörungsprozess der Gelenke auslöst. Jedenfalls werden zumindest in der ernährungsmedizinischen Fachliteratur auch den Ernährungsfaktoren eine erhebliche Bedeutung beigemessen.

Für die Entstehung und Aufrechterhaltung einer Entzündung sind bestimmte Stoffe erforderlich, die man als Entzündungsmediatoren bezeichnet. Wichtige Entzündungsmediatoren sind die Prostaglandine und Leukotriene, die aus der Arachidonsäure gebildet werden. Die Arachidonsäure wird in kleinen Mengen vom Stoffwechsel selbst erzeugt, weil sie als Signalmolekül benötigt wird. Tierische Nahrungsmittel, insbesondere Fleisch, Fleischwaren und Fisch, enthalten häufig größere Mengen an Arachidonsäure. Grundsätzlich gilt: Je höher die Zufuhr an Arachidonsäure ist, desto mehr entzündungsfördernde Prostaglandine und Leukotriene werden gebildet. Besonders schädlich für die Gelenke sind das Prostaglandin E2 und das Leukotrien B4. Das Prostaglandin E2 fördert auch die Entmineralisierung der Knochen.

Die vegetarische Ernährung vermindert die Zufuhr an Arachidonsäure drastisch. Eine vegane Kost ist nahezu frei von Arachidonsäure und hat häufig die besten Effekte bezüglich Schmerzlinderung, Gelenkbeweglichkeit etc. Auch Heilfasten oder Fastentage sind sehr wirksam zur Besserung der rheumatischen Symptomatik. Generell sollten Menschen mit rheumatischen Erkrankungen strikt darauf achten, dass sie nicht zu viel essen. Verschiedene Studien haben gezeigt, dass durch opulente Mahlzeiten vermehrt freie Radikale und Entzündungsmediatoren im Körper gebildet werden. Das heißt: Eine zu hohe Kalorienzufuhr aktiviert bestimmte Transkriptionsfaktoren, die dann die Entstehung der Entzündungsmediatoren bewirken.
Im Rahmen einer vegetarischen Ernährung sollten Rheumatiker auf individuelle Nahrungsunverträglichkeiten achten. Mais und Weizen können z.B. die Gelenkbeschwerden bei manchen Patienten verschlimmern. Die rheumatoide Arthritis ist eine Erkrankung, die ganz wesentlich durch freie Radikale verursacht und aufrecht erhalten wird. Deshalb ist für deren Neutralisierung eine hohe Zufuhr pflanzlicher Oxidantien in jedem Fall sinnvoll. Rheumapatienten profitieren häufig auch von einer Ernährungsweise mit einem hohen Frischkostanteil. Hilfreich sind auch pflanzliche Omega-3-Fettsäuren, wie sie in Leinsamen, Rapsöl und Walnüssen vorkommen. Omega-3-Fettsäuren sowie die Gamma-Linolensäure fördern die Bildung antientzündlicher Prostaglandine. Die therapeutischen Effekte einer vegetarischen Ernährung zeigen sich nicht nur in einer Besserung der Gelenkbeschwerden, sondern sind auch labormedizinisch nachweisbar, da verschiedene Immunparameter positiv beeinflusst werden.

Die Arthrose zählt zu den degenerativen Gelenkerkrankungen. Heute weiß man, dass entzündliche Prozesse die Gelenkzerstörung und die damit verbundenen Schmerzen und Bewegungseinschränkungen hervorrufen. Somit gelten

die zuvor gemachten Aussagen zur rheumatoiden Arthritis bzw. zur Ernährung auch für die Arthrose.
Die vegetarische Ernährung ist die sinnvollste Maßnahme zur Vorbeugung und Behandlung entzündlicher und degenerativer Gelenkerkrankungen.

Osteoporose

In Deutschland liegt die Zahl der Osteoporose-Kranken derzeit bei 4 – 6 Mio. Jährlich gehen ca. 150.000 Schenkelhalsbrüche und 3 Mio. Wirbelbrüche auf das Konto der Osteoporose. Unter Osteoporose versteht man eine lokal begrenzte oder allgemein verminderte Knochenmasse, die zu einer Instabilität des Knochens führt. Der Knochen besteht aus einem organischen Anteil, der sogenannten Knochenmatrix, und aus einem anorganischen Anteil, der sich aus verschiedenen Mineralstoffverbindungen zusammensetzt. Diese machen immerhin 65% des Knochengewebes aus. Etwa 4% des Knochengewebes werden pro Jahr erneuert; das heißt, der Knochen ist also kein passives Stützgewebe, sondern unterliegt regen Ab- und Aufbauprozessen.

Die maximale Knochenmasse (Peak-Bone-Mass) erreicht der Mensch um das dreißigste Lebensjahr, danach kommt es zu einer kontinuierlichen Verminderung (jährlich um 5%). Je höher die Knochendichte im jungen Erwachsenenalter ist, desto geringer ist später das Osteoporoserisiko. Der Knochenaufbau wird durch eine geeignete Ernährungsweise gefördert bzw. durch langfristig wesentliche Ernährungsfehler behindert. Wenn man prüft, in welchen Regionen der Erde die Osteoporose vermehrt auftritt, so sind es die Länder mit der höchsten Zufuhr tierischer Proteine. Es gibt Hinweise aus zahlreichen Studien, dass eine deutlich über dem Bedarf liegende Proteinzufuhr, insbesondere tierischer Proteine, die Calciumausscheidung über den Urin steigert und so die Entstehung der Osteoporose begünstigt.

Genauso wichtig ist es allerdings, dass die Eiweißversorgung ausreichend ist. Ein „zu wenig" an Eiweiß führt neuesten Publikationen zufolge offensichtlich ebenfalls zur Osteoporose.
So kann man heute sagen, dass eine vegetarische Ernährung mit ihrem hohen Anteil an Mineralien, Vitaminen und basenbildenden Stoffen zur Osteoporoseprophylaxe und -therapie gegenüber einer Mischkost mit vielen tierischen Produkten deutliche Vorteile hat, wenn, und das ist sehr wichtig, eine ausreichende und gut abgestimmte Eiweißversorgung gewährleistet ist. Die Kombination von vegetarischer Ernährung mit ausreichendem Eiweißanteil und Bewegung sind die wichtigsten präventiven und therapeutischen Maßnahmen.

Tumorerkrankungen

Vegetarier haben durchschnittlich ein geringeres Krebsrisiko als Mischköstler. Im ersten Halbjahr 2005 wurden einige Studien publiziert, die wiederholt einen engen Zusammenhang zwischen dem Konsum von rotem Fleisch und dem Auftreten des Dickdarmkarzinoms nachwiesen. Fleischerzeugnisse erhöhen das Risiko für das Pankreaskarzinom, denn durch den Verzehr von Fleisch, Wurst und Fisch nimmt der Mensch verschiedene Substanzen zu sich, die die Tumorentstehung fördern. Z.B. entstehen beim Braten, Kochen und Grillen von Fleisch und Fisch heterozyklische Amine (HCA), die ein erhebliches erbgutveränderndes Potential in sich tragen.
Neben den HCAs gibt es noch weitere karzinogene Substanzen, die durch den Fleischkonsum im Darm entstehen. So wurde in einer Untersuchung der

Universität Hohenheim festgestellt, dass eine Ernährungsweise mit einem hohen Fett- und Fleischanteil die Genotoxizität des Darminhaltes gegenüber Darmepithelien erhöht.
Beim mikrobiellen Proteinabbau im Colon (Dickdarm) entstehen in Abhängigkeit von der Proteinzufuhr potentiell toxische Substanzen, z.B. Ammoniak, Phenole, Indole und Amine sowie N-Nitrosoverbindungen und Sulfid.

Der Verzehr von Fleisch führt zu einer vermehrten Bildung cokarzinogener Gallensäuren. Mischköstler weisen höhere Konzentrationen des Insulin-like-growth-factor I (IGF-1) auf als Vegetarier. IGF-1 ist ein Wachstumsfaktor und fördert die Entstehung von Tumorerkrankungen.
Interessant ist dabei auch, dass als wesentlicher Faktor der für die Entstehung unterschiedlichster Krebsarten, z.B. Dickdarmkrebs oder Endometriumkrebs, das HÄM-Eisen, also die im Fleisch vorkommende Form des Eisens, verantwortlich gemacht wird. Dadurch führt sich die Empfehlung, für eine gute Eisenversorgung Fleisch zu essen, selbst ad absurdum.
Der tumorprotektive Effekt der vegetarischen Kost dürfte zum einen auf der Vermeidung von Fleisch, Fisch und Wurst beruhen, zum anderen auf einer vermehrten Zufuhr antikanzerogener sekundärer Pflanzeninhaltsstoffe.
Einige in den letzten Jahren veröffentliche Studien zeigen z.B. ein um 50% erhöhtes Blasenkrebsrisiko durch gebratenes Fleisch, z.B. Steaks, Koteletts, gebratener Speck, aber auch scharf erhitztes Hühnerfleisch oder Fisch. Eine andere Studie ergab ein doppelt so hohes Risiko für Bauchspeicheldrüsenkrebs bei Menschen, die häufig Fleisch aßen, wohingegen gekochtes Gemüse einen Schutzeffekt gegen dessen Entstehung hatte. Italienische Wissenschaftler wiesen nach, dass Ernährungsformen mit viel tierischen Produkten und tierischen Fetten direkt mit dem Risiko für Kehlkopfkrebs verbunden sind, wohingegen ein hoher Verzehr von Obst und Gemüse einen Schutzeffekt bildet.

In der EPIC-Studie, der weltweit größten wissenschaftlichen Studie über den Zusammenhang von Ernährung und Krebs, hat sich gezeigt, dass bis zu 35% aller Krebsfälle auf falsche Ernährung zurückzuführen sind.

Noch einige aktuelle Studien: In der Adventist Health Study 2 zeigte sich, dass vegane Ernährungsformen einen signifikanten Schutz gegen alle Tumorerkrankungen bilden. Das deutsche Krebsforschungszentrum veröffentlichte im November 2012, dass der Verzehr von rotem Fleisch, Fleischprodukten und Fett das Risiko der Erkrankung und der Sterblichkeit an Brustkrebs erhöht, wohingegen eine hohe Zufuhr von Gemüse und Obst im Rahmen einer vegetarischen Ernährung sowohl die generelle Sterblichkeit wie auch das Wiederauftreten des Brustkrebses vermindern. Zu einem ähnlichen Ergebnis kamen Wissenschaftler aus Uruguay. Wissenschaftler aus Shanghai veröffentlichten, dass Fleischkonsum das Risiko für Speiseröhrenkrebs erhöht. Wissenschaftler der University of Southern California und des Cancer Prevention Institute of California konnten nachweisen, dass insbesondere angebratenes Fleisch das Risiko für fortgeschrittenen Prostatakrebs um bis zu 40% erhöht. In einer großen US Kohortenstudie mit 492.186 Teilnehmern konnte gezeigt werden, dass der Verzehr von rotem Fleisch das Risiko für ein Nierenzellkarzinom erhöht.

Adipositas

Eine Studie, die im Jahr 2010 veröffentlicht wurde, die sog. EPIC-PANACEA Studie mit 103.455 Männern und 270.348 Frauen im Alter zwischen 25 und 70 Jahren, ergab, dass sowohl bei Männern als auch bei Frauen eine Gewichtszunahme mit dem Fleischkonsum jeder Art korrelierte, unabhängig davon, ob die Probanten zu Beginn der Studie normal- oder übergewichtig waren.

Verschiedene Vergleichsstudien kamen zu dem Ergebnis, dass Vegetarier durchschnittlich einen niedrigeren Body-Mass-Index haben als Fleischesser, so z.B. die Adventist-Health Study und die Oxford Vegetarian Study.

Übergewicht/Adipositas entwickelt sich weltweit zum medizinischen Problem Nr. 1 und hat bereits den Charakter einer Epidemie. Mit zunehmendem Körpergewicht steigt das Risiko für Herz-Kreislauf-Erkrankungen, Tumorerkrankungen, Erkrankungen des Bewegungsapparates, Demenzerkrankungen u.v.a.
Übergewicht ist keineswegs nur ein ästhetisches Problem, sondern geht mit einer ganzen Reihe nachteiliger Stoffwechseleffekte einher: mit Insulinresistenz und Hypercortisolismus, mit erhöhter entzündlicher Aktivität, oxidativem Stress und ähnlichem mehr. Übergewicht ist auch eine Ursache für vorzeitige Alterungsprozesse. Eine nährstoffreiche und eher kalorienarme Ernährung vermindert die Bildung freier Radikale im Stoffwechsel und hat deshalb einen Anti-Aging-Effekt. Eine ausgewogene vegetarische Ernährung ist also die ideale Ernährungsform für die Prävention der Adipositas.
Erfahrungen in der HG Naturklinik Michelrieth zeigen, dass übergewichtige Menschen nach einer Umstellung auf vegetarische Ernährung auch leichter abnehmen. Übrigens: Vegetarier leiden auch weniger häufig an Divertikulose und Gallensteinen.

AD(H)S

ADHS, also das Aufmerksamkeitsdefizitsyndrom mit oder ohne Hyperaktivität, nimmt in den letzten Jahren stetig zu. Ebenso die Verordnung von Ritalin, einem Abkömmling von Amphetaminen, die auch als aufputschende

Drogen bekannt sind, und deren schädliche Langzeitwirkungen erst in der letzten Zeit mehr und mehr beobachtet werden. Sehr interessant in diesem Zusammenhang ist eine australische Studie aus dem Jahr 2010. Hier wurden die Essgewohnheiten von 1.800 Heranwachsenden in Zusammenhang mit ADHS-Symptomen untersucht. Es zeigte sich, dass die Probanden, welche sich überwiegend mit der sogenannten Western Diet ernährten, mit einem hohen Anteil an Fertigprodukten, Gebäck, Gebratenem und Imbisskost, ein doppelt so hohes Risiko für ADHS aufwiesen als diejenigen, welche überwiegend Obst, Gemüse und Vollkornprodukte zu sich nahmen.

Da sich die Ernährungsgewohnheiten der Heranwachsenden überwiegend in den ersten Jahren des Lebens prägen, liegt hier eine große Verantwortung bei den Eltern, den Kindern Vorbild zu sein und eine gesunde Ernährung zu bieten, am Besten in Form einer ausgewogenen vegetarischen Ernährung.

Demenzerkrankungen

Demenz nimmt in den letzten Jahren stark zu, 22% in den letzten 3 Jahren. Marc Wortmann, der Chef von Alzheimer Disease International sprach von einer globalen Epidemie, die Zahl der älteren Menschen mit Alzheimer werde dramatisch zunehmen. Ist es wirklich zu weit hergeholt, dass dies viel mit dem Fleischkonsum zu tun haben kann?
In der Adventist Health Study zeigte sich, dass das Demenzrisiko bei Fleischessern zwei- bis dreimal so hoch ist wie bei Vegetariern. Neurodegenerative Erkrankungen gehören zu den radikalbedingten Erkrankungen; deshalb ist zur Prävention eine hohe Zufuhr antioxidativer Wirkstoffe, wie sie in Obst und Gemüse enthalten sind, sinnvoll und notwendig.

Neueste Studien zeigen auch, dass eine pflanzenbetonte Ernährung die Gemütslage und die Gehirnleistung verbessert. So veröffentlichten zwei US-Wissenschaftler der Arizona State University 2012, dass sich bereits nach 2 Wochen der Stimmungsscore bei den Vegetariern deutlich verbesserte, wohingegen es bei Mischköstlern und Fleischessern keine Veränderung gab. Die gleiche Studiengruppe veröffentlichte kurz vorher, dass Vegetarier bedeutend weniger negative Emotionen im Vergleich zu Mischköstlern hatten. Eine 2011 von der American Society of Nutrition veröffentlichte Studie ergab, dass eine Mischkost mit Fleisch Störungen der Hirnleistung hervorruft, im Vergleich zu einer vegetarischen Ernährung.

Wussten Sie eigentlich,

- dass regelmäßiger Verzehr von rotem Fleisch das Leben verkürzt?
- dass Verzicht auf Fleisch und Fisch die Stimmung verbessert?
- dass Depressionen mit der Western Diet korrelieren?
- dass rotes Fleisch Schlaganfälle fördert?
- dass Fleischkonsum Schnupfen und Nebenhöhlenentzündungen fördern?
- dass Vegetarier in vielen Aspekten über einen besseren Zustand von Zähnen und Zahnfleisch verfügen als Mischköstler?
- dass Vegetarier mehr Mitgefühl gegenüber dem Leid von Menschen und Tieren haben?
- dass Fast Food dumm macht?

Referenzen:

- Orlich MJ et al.: Vegetarian dietary patterns and mortality in Adventist Health Study 2; JAMA Intern Med. 2013 Jul 8;173(13):1230-8
- Staufenbiel I et al.: Periodontal conditions in vegetarians: a clinical study; Eur J Clin Nutr. 2013 Aug;67(8):836-40
- Tantamango-Bartley Y et al.: Vegetarian diets and the incidence of cancer in a low-risk population; Cancer Epidemiol Biomarkers Prev. 2013 Feb;22(2):286-94
- Vrieling A et al.: Dietary patterns and survival in German postmenopausal breast cancer survivors; Br J Cancer. 2013 Jan 15;108(1):188-92
- Huang W et al.: Red and processed meat intake and risk of esophageal adenocarcinoma: a meta-analysis of observational studies; Cancer Causes Control. 2013 Jan;24(1):193-201
- Kaluza J et al.: Red meat consumption and risk of stroke: a meta-analysis of prospective studies; Stroke. 2012 Oct;43(10):2556-60
- Ronco AL et al.: Risk factors for premenopausal breast cancer: a case-control study in Uruguay.; Asian Pac J Cancer Prev. 2012;13(6):2879-86
- sciencedaily.com: 16. Aug. 2012: Pan-fried meat increases risk of prostate cancer, new study finds
- Wu JW et al.: Dietary intake of meat, fruits, vegetables, and selective micronutrients and risk of bladder cancer in the New England region of the United States; Br J Cancer. 2012 May 22;106(11):1891-8
- Yang SY et al.: Chinese lacto-vegetarian diet exerts favorable effects on metabolic parameters, intima-media thickness, and cardiovascular risks in healthy men; Nutr Clin Pract. 2012 Jun;27(3):392-8
- Yoshihiro Miyake et al.: Dietary meat and fat intake and prevalence of rhinoconjunctivitis in pregnant Japanese women: baseline data from the Kyushu Okinawa Maternal and Child Health Study; Nutrition Journal 2012, 11:19
- TELEPOLIS, 13.03.2012: Regelmäßiger Verzehr von rotem Fleisch kann das Leben verkürzen
- Beezhold BL et al.: Restriction of meat, fish, and poultry in omnivores improves mood: a pilot randomized controlled trial; Nutr J. 2012 Feb 14;11:9
- Beezhol BL et al.: Vegetarian diets are associated with healthy mood states: a cross-sectional study in Seventh Day Adventist adults; Nutr. J. 2010 Jun 1; 9: 26

- Pettersen BJ et al.: Vegetarian diets and blood pressure among white subjects: results from the Adventist Health Study-2 (AHS-2); Public Health Nutr. 2012 Oct;15(10):1909-16
- Ekmekcioglu C.: Are proinflammatory cytokines involved in an increased risk for depression by unhealthy diets? Med Hypotheses. 2012 Feb;78(2):337-40
- Carrie R Daniel, et al.: Large prospective investigation of meat intake, related mutagens, and risk of renal cell carcinoma1; Am J Clin Nutr. 2012 January; 95(1): 155–162.
- Spiegel online, 18.01.2011: Junkfood lässt Gehirn schrumpfen
- Vergnaud AC et al.: Meat consumption and prospective weight change in participants of the EPIC-PANACEA study; Am J Clin Nutr. 2010 Aug;92(2):398-407
- Medical News Today, 30. Jul 2010: Link between Western diet and ADHD
- Ashaye A et al.: Red meat consumption and risk of heart failure in male physicians; Nutr Metab Cardiovasc Dis. 2011 Dec;21(12):941-6
- Rizzo NS et al.: Vegetarian dietary patterns are associated with a lower risk of metabolic syndrome: the adventist health study 2; Diabetes Care. 2011 May;34(5):1225-7
- Filippi M et al: The brain functional networks associated to human and animal suffering differ among omnivores, vegetarians and vegans; PLoS One. 2010 May 26;5(5): e10847
- Spiegel-online: Scharf gebratenes Fleisch unter Tumor-Verdacht; 20. April 2010
- Polesel J. et al.: Dietary habits and risk of pancreatic cancer: an Italian case-control study; Cancer Causes Control. 2009 Nov. 29
- Valeria Edefonti et al.: Nutrient-based dietary patterns and laryngeal cancer: evidence from an exploratory factor analysis; Cancer Epidemiol Biomarkers Prev. 2010 Jan;19(1):18-27
- Ishikawa S, et al.: Heme induces DNA damage and hyperproliferation of colonic epithelial cells via hydrogen peroxide produced by heme oxygenase: a possible mechanism of heme-induced colon cancer; Mol Nutr Food Res. 2010 Aug;54(8):1182-91
- Eber E. et al.: Dietary patterns and risk for diabetes: the multiethnic cohort; Diabetes Care. 2010 Mar;33(3):532-8
- Kallianpur AR et al: Dietary iron intake and risk of endometrial cancer: a population-based case-control study in Shanghai, China; Nutr Cancer. 2010;62(1):40-50

Wie vegetarische Ernährung hilft. Medizinische Fallbeispiele – finden Sie sich wieder?

Herz-Kreislauf-Krankheiten

Hoher Blutdruck, erhöhte Leber-, Harnsäure- und Cholesterinwerte
40-jähriger Patient mit mäßigem Übergewicht (Größe 185, Gewicht 115 kg, BMI 30), mit seit 6 Wochen bekannter Hypertonie. Die Blutdruckwerte liegen zwischen 185/100 und 200/100. Dabei verspürt er Herz- und Kopfdruck, außerdem leidet er unter Einschlafstörungen. Der Patient nimmt noch keine Medikamente ein. Nach einer ausführlichen Untersuchung wurden Herz-Kreislauf-Komplikationen ausgeschlossen. In den Laborbefunden zeigten sich erhöhte Leber-, Harnsäure-, Cholesterin-, Triglycerid- und Kreatininwerte. Die orthomolekulare Untersuchung ergab einen Mangel an Vitamin C, Vitamin D, Selen, Vitamin B12.
Nach 3 Wochen Heilfasten und 3x pro Woche intravenöser Substitution der mangelnden Spurenelemente und Vitamine kam es zu einer Verbesserung des Allgemeinzustands, zur völligen Normalisierung der Blutdruckwerte, zu einer Gewichtsabnahme von 12 kg und einer Verbesserung der Leber-, Cholesterin- und Triglyceridwerte.

Hoher Blutdruck und Herzschwäche
54-jähriger Patient mit langjähriger Hypertonie, Größe 179, Gewicht 104 kg, BMI 30. Medikation bei der Aufnahme: ACE-Hemmer und Diuretika, beides Mittel zur Senkung des Blutdruckes. In den Laborbefunden zeigte sich eine typische Konstellation für Autoimmunthyreoiditis, d.h. eine Entzündung der Schilddrüse, mit leichter Unterfunktion.

Nach 3 Wochen Heilfasten und 2x pro Woche Sauerstofftherapie kam es zu einer vollen Normalisierung der Blutdruckwerte, so dass die Medikamente völlig abgesetzt werden konnten. Bei einer Kontrolluntersuchung nach 3 Monaten waren die Blutdruckwerte weiter im Normbereich; der Patient brauchte weiterhin keine Arzneimittel.

Diabetes mellitus

Insulinpflichtiger Diabetes mellitus

Ein 61-jähriger Mann mit insulinpflichtigem Diabetes Typ 2 (Zuckerkrankheit, bei der man täglich, z.T. mehrmals, Insulin spritzen muss), starker beidseitiger Kniegelenkarthrose und Übergewicht kam in die HG Naturklinik. Der Diabetes bestand seit mehr als 10 Jahren; seit einigen Jahren musste Herr S. Insulin spritzen. Die erforderliche Dosis steigerte sich, bis zuletzt 120 Einheiten am Tag.

Diabetes-Spezialisten sagten ihm, er müsse sein ganzes Leben Insulin spritzen und es sei damit zu rechnen, dass auch die Insulindosis immer höher würde. Durch diese Behandlung nahm er auch immer mehr an Gewicht zu, was wiederum den Diabetes verschlimmerte. Ein Teufelskreis. Herr S. hatte schon alles versucht, um Gewicht zu reduzieren; nichts half.

Durch Ernährungsumstellung auf vegetarische Ernährung, Heilfasten, spezielle naturheilkundliche Therapien und spezielle Bewegung sowie durch individuelle Begleitung und Betreuung konnte Herr S. innerhalb von 6 Wochen sein Gewicht um 23 kg reduzieren – und er brauchte kein Insulin mehr. Bis heute!

Diabetes mellitus Typ 2

Eine 50-jährige Frau litt an Diabetes mellitus. Durch Umstellung der Ernährung hin zu vegetarischer Ernährung hat sie ohne weitere Maßnahmen normale Blutzuckerwerte.

Rheuma und Arthrose

Schwere Polyarthrose

Ein 68-jähriger Mann, Herr K., mit sehr schmerzhafter Polyarthrose, insbesondere mit starken Schmerzen beim Laufen in beiden Knien und im Rücken, kam auf zwei Krücken mühsam in die HG Naturklinik zur naturheilkundlich-ganzheitlichen Behandlung. Die Schmerzen bestanden trotz vieler starker Schmerzmittel und Medikamente, welche die Entzündungen an den Gelenken vermindern sollten.

Wir begannen mit Heilfasten, das heißt mit einer Umstellung auf eine Ernährung ohne tierisches Eiweiß. Dazu kamen eine individuelle Ergänzung mit Mikronährstoffen wie Mineralien, Vitaminen, Aminosäuren und Fettsäuren sowie spezielle physikalische Therapien. Nach bereits einer Woche hatten sich die Schmerzen so vermindert, dass er einen Großteil der Schmerzmittel deutlich reduzieren und ohne Krücken laufen konnte.

Starke Kniegelenkschmerzen

Ein 54-jähriger Mann litt unter starkem Übergewicht, Bluthochdruck und heftigen Schmerzen bei Kniegelenksarthrose. Durch Heilfasten in der HG Naturklinik und Weiterführung der vegetarischen Ernährung Gewichtsabnahme von 13 kg; der Bluthochdruck hat sich weitgehend normalisiert – es sind nur noch leichte homöopathische Mittel erforderlich –, die Harnsäurewerte liegen im Normbereich. Er spricht zusätzlich von einem deutlich gesteigerten Lebensgefühl.

Starke Kniebeschwerden

Ein 57-jähriger Mann litt unter ständiger Müdigkeit und starken Kniebeschwerden. Nach Umstellung der Ernährung zu lacto-ovo-vegetabiler Kost nahm er im Laufe eines halben Jahres 13 kg ab. Die Beschwerden im linken Knie, bei dem eine Punktion und anschließende Corticoidinstallation hätte erfolgen sollen, sind fast völlig verschwunden. Er sagte wörtlich: „Ich fühle mich, genau gesagt, nicht 100, sondern 10.000 mal besser als zuvor."

Knie und Rückenschmerzen

Ein 67-jähriger, deutlich übergewichtiger Mann litt an Diabetes, Knie- und Rückenschmerzen. Nach Umstellung der Ernährung auf vegetarische Kost nahm der Patient 10 kg ab. Es ging ihm sehr schnell viel besser. Heute sind seine Kniebeschwerden nicht mehr vorhanden; er spürt auch nur noch ganz selten seinen Rücken. Er ist Vegetarier geblieben, da sich seine Lebensqualität deutlich gebessert hat.

Aufmerksamkeitsstörung ADS/ADHD von Kindern und Jugendlichen

Auch die Aufmerksamkeitsstörung ADS/ADHD von Kindern und Jugendlichen läßt sich durch vegetarische Ernährung günstig beeinflussen.
Ein Fallbeispiel:
15-jähriger Junge mit ausgeprägten Zeichen eines ADS mit Aufmerksamkeits- und Konzentrationsstörungen, Zappeligkeit, Reizbarkeit.

Ernährungsweise: Viel Fast Food und Süßes, wenig Salat, Gemüse, Obst. Neben einer Substitution fehlender Mikronährstoffe, welche bei einer solchen Ernährungsweise dem Körper naturgemäß vielfach fehlten, wurde eine Ernährungsumstellung vorgenommen, hin zu einer ausgewogenen vegetarischen Ernährung. Nach anfänglichen Widerständen machte der Jugendliche gut mit. Bereits nach 3 Wochen zeigte sich eine deutliche Verbesserung der Aufmerksamkeit, der Konzentrationsstörungen, der Unruhe und der Reizbarkeit. Der Junge hatte auch subjektiv ein viel besseres Lebensgefühl und wollte bei der vegetarischen Ernährung bleiben.

Bio ist nicht gleich Bio. Sind „vegan" und „Bio" vereinbar?

Seit einigen Jahren nimmt die Zahl der Vegetarier kontinuierlich zu. In den letzten Jahren sind es vor allem auch junge Menschen, die ganz bewusst eine vegetarische und auch vegane Ernährung wählen. Fragt man nach den Gründen, so heißt es in erster Linie „Für meine Nahrung soll kein Tier leiden oder sterben". Für Viele ist der erste Schritt der zum Vegetarismus, d.h. ein Verzicht auf Fleisch und Fisch jeder Art. Im Laufe der Zeit entscheiden sich dann Etliche für eine vegane Ernährung, weil man sich bewusst wird, dass auch für Eier und Milchprodukte Tiere leiden und sterben müssen. Laut einer Umfrage des Allensbacher Instituts für Demoskopie gibt es in Deutschland 7 Millionen Vegetarier, von denen 700.000 Veganer sind. Manche Statistiken sprechen von mittlerweile mehr als 10 Millionen Vegetariern.

Zudem hat für viele Menschen, nicht nur Vegetarier und Veganer, das Biosiegel eine ganz besondere Bedeutung, denn Bio ist oft gleichbedeutend mit gesunden, regional angebauten und fair hergestellten Produkten.
Wie man im Statistik Portal Statista für das Jahr 2013 lesen kann, ist

- Regionale Herkunft und Unterstützung regionaler Betriebe wichtig für 85% der Befragten,
- artgerechte Tierhaltung für 94%,
- möglichst geringe Schadstoffbelastung für 83%,
- weniger Zusatz- und Verarbeitungsstoffe für 80%,
- Beitrag zur Unterstützung des ökologischen Landbaus für 80%
- Beitrag zum effektiven Umweltschutz 78%,
- Sicherheit, gentechnikfreie Lebensmittel zu erhalten für 70%.

Was heißt aber nun „Bio" wirklich?

„Bio" ist ein durch EU-Recht europaweit geschützter Begriff, ebenso wie „aus kontrolliert biologischem Anbau" und „Öko". Alle Produkte, die als „Bio" bezeichnet werden, müssen den Kriterien des Bio-Siegels entsprechen, das im Juli 2010 EU-weit verbindlich neu eingeführt wurde.

In Deutschland gibt es das sechseckige Bio-Siegel. Wer sich an diese EU-Öko-Verordnung hält, kann gleichzeitig auch das deutsche Bio-Siegel führen. Zusätzlich zu dem europäischen/deutschen Bio-Siegel gibt es noch Bio-Siegel der Produktionsverbände, deren Anforderungen im Allgemeinen über die der EU-Öko-Verordnung hinaus gehen.

Schauen wir uns das EU-Bio-Siegel einmal genauer an. Wussten Sie, dass bei Produkten mit diesem Siegel

- nur 95% der Zutaten ökologischer Herkunft sein müssen und 5% konventionell sein können?
- bei den erlaubten Zusatzstoffen auch Enzyme und Nitritpökelsalz zu finden sind?
- konventionelles Mischfutter und Futterzukauf erlaubt ist?
- Schweinehaltung, Kuhhaltung, Hühnerhaltung fester Bestandteil nahezu aller Bio-Siegel ist?
- Tiertransporte erlaubt sind mit der Auflage, dass Tiertransporte mit wenig Stress einhergehen sollten?
- Mist- und Gülledüngung erlaubt ist?
- organische Handelsdünger wie Blut-, Fleisch- und Knochenmehl erlaubt sind?
- 0,9% gentechnisch verändertes Material enthalten sein darf?

Massentierhaltung ist in bestimmten Grenzen erlaubt. Eine artgerechte Tierhaltung ist nicht vorgeschrieben. Es dürfen Mist und Gülle aus dieser Haltung verwendet werden.

Laut EU-Bio-Siegel dürfen pro Jahr 170 kg reiner Stickstoff pro Hektar Ackerland und 230 kg Stickstoff auf intensives Grünland ausgebracht werden. Das entspricht ca. 50.000 l Gülle pro Hektar Ackerland im Jahr oder 30 Tonnen Stallmist. Auf deutschen Äckern und Wiesen werden jährlich insgesamt, einschließlich des konventionellen Anbaus, 200 Millionen Tonnen Gülle ausgebracht, überwiegend aus der Massentierhaltung von 26,9 Millionen Schweinen und 12,7 Millionen Rindern in Deutschland. (Wikipedia Gülle, Bay.Landesanstalt für Landwirtschaft). Was bedeutet das nun in der Landwirtschaft?

2012 konnte man in einer US-amerikanischen Publikation lesen, dass bei Untersuchung von Bodenproben von mit Gülle gedüngten Feldern Bodenbakterien gefunden wurden, die gegen fünf gängige Klassen von Antibiotika resistent waren. Diese stimmten überein mit denen von Keimen, die beim Menschen gefährliche und schwer zu bekämpfende Krankheiten hervorrufen. Die Wissenschaftler vermuten, dass die resistenten Bakterien über Mist und Gülle in den Boden gelangen von Nutztieren, die antibiotisch behandelt worden sind. Und dann geben diese Bakterien ihre Resistenz an bisher harmlose Bodenbakterien weiter. (scinexx, 2012)

In der Ärztezeitung vom 8.6.2005 wurde von einem Versuch berichtet, bei dem Ferkel ein bestimmtes Antibiotikum bekommen haben, und die Gülle dann auf Felder mit Winterweizen und Feldsalat ausgebracht wurde. In den Weizenkörnern konnte man dieses Antibiotikum nachweisen, und noch nach 8 Monaten waren Antibiotikarückstände im Boden zu finden.

Und auf diese Weise kommen dann die resistenten Keime in den menschlichen Körper. Erkranken die Menschen an bakteriellen Infektionen, sind die Erreger ggf. gegenüber Antibiotika resistent, und schwere Infektionen durch diese Bakterien können nicht mehr ausreichend behandelt werden.

In einer Stellungnahme des Bundesinstitutes für Risikobewertung vom 2. November 2011 heißt es: „Tierarzneimittel werden in der Nutztierhaltung eingesetzt, um Krankheiten vorzubeugen und kranke Tiere zu behandeln. Lebensmittel, die von behandelten Tieren stammen, können daher Rückstände pharmakologisch wirksamer Stoffe enthalten. Auch in den Ausscheidungen behandelter Tiere sind u.U. Rückstände nachweisbar. Durch das Ausbringen von Mist und Gülle können diese Rückstände auf landwirtschaftlich genutzte Flächen gelangen ... Alle in die Auswertung einbezogenen Studien ... belegen, dass ein Transfer pharmakologisch wirksamer Stoffe in pflanzliche Matrices generell möglich ist ... Zusammenfassend kann festgestellt werden, dass ... für einige pharmakologisch wirksame Substanzen der Transfer (vom Tier, Anm.Verf.) in Lebensmittel nichttierischen Ursprungs nachgewiesen werden konnte.“
Es sind dies Tetrazykline, Sulfonamide, Chinolone, Amphenicole, Kokzidiostatika, Diaminopyrimidine, Linkosamide, Makrolide, Beta-Lactame, Organophosphate, Imidazole, Pyrazolon-Derivate.

Bio kommt von dem griechischen Wort bios. Und bios bedeutet Leben. Viele gerade jüngere Menschen werden zu Veganern, weil sie nicht möchten, dass ihre Ernährung einen Nachteil für Tiere und Natur bringt. Sie werden zu Veganern aus Achtung und Liebe zu der Natur, zu den Tieren, weil sie für das Leben sind. Wie wir gesehen haben, bedeutet jedoch das Biosiegel in keinster Weise, wirklich für das Leben zu sein. Das Bio-Siegel schließt milliardenfache

Zerstörung des Bodenlebens und millionenfaches Leid und Tod in der Nutztierhaltung nicht aus. Und wer Bio kauft, kann indirekt mit dafür verantwortlich sein.

Was ist zu tun? Worauf kann man sich denn überhaupt noch verlassen, wenn man für das Leben ist, wenn man möchte, dass die eigene Ernährung und Lebensweise möglichst wenige Nachteile hat für Natur, Tiere und Umwelt?

Der Friedfertige Landbau

Seit dem Wiederaufleben des Urchristentums Anfang der 80er Jahre des vorigen Jahrhunderts ist das Bewusstsein der Einheit von Mensch, Natur und Tieren, die Achtung vor dem Leben in allen Bereichen ein wesentlicher Bestandteil der Lehre der Urchristen, die auf dem prophetischen Wort der Gegenwart durch die Prophetin und Botschafterin Gottes in unserer Zeit, Gabriele, basiert.

Seit über 20 Jahren werden in den landwirtschaftlichen Betrieben die Böden „friedfertig“ bewirtschaftet:

Die Bodenorganismen werden nicht mit Chemikalien oder Mist und Gülle geschädigt. Es kommen keine tierischen Abfallprodukte wie Knochenmehle, Haare, Hornmehle und Blutmehle zum Einsatz, wie sie im sogenannten „ökologischen Anbau“ gerne verwendet werden.
Die Bodenbearbeitung erfolgt mit Naturstoffen wie z.B. Grünschnitt, Gesteinsmehl und Kompost. Dadurch wird der Boden gestärkt, er gesundet und damit auch die darauf wachsenden Pflanzen.

Im Friedfertigen Landbau gibt es von Anfang an keine Nutztierhaltung. Zwar wohnen auf den Höfen der Urchristen viele Tiere als Freunde und Wegbegleiter mit den Menschen zusammen, doch kein Pferd, kein Schwein, keine Kuh, kein Huhn und kein Schaf muss das Schlachtermesser fürchten.

Vegetarier und Veganer sind häufig kritisch, sie hinterfragen die Dinge und wollen ihnen auf den Grund gehen. Sie sind oft engagierter für Anliegen der Umwelt und des sozialen Umfeldes und stehen ein für die Achtung vor den Tieren und der Natur. Sie sind für das Leben. Dann sollte aber auch von Bedeutung sein, welche Kriterien für den Anbau von Lebensmitteln gelten.

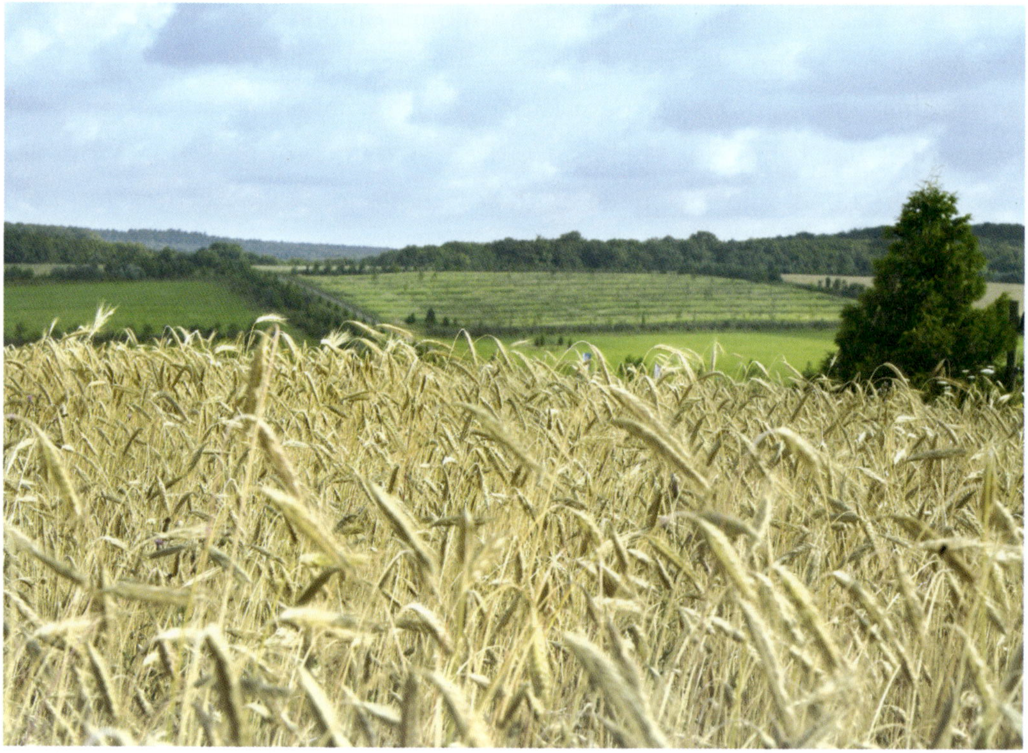

Der Kernsatz der Bergpredigt des Jesus von Nazareth, „Was du willst, dass andere dir tun sollen, das tue du ihnen zuerst", in der Volksweisheit abgewandelt in der Formulierung „Was du nicht willst, dass man dir tu', das füg' auch keinem anderen zu", gilt nicht nur hinsichtlich der Mitmenschen, sondern ebenso in Bezug auf Natur und Tiere. Der Mensch hat einen Naturkörper, ist Teil der Natur. Daher ist auch ein von Achtung und Wertschätzung getragener Umgang mit der Natur und ihren Geschöpfen die Basis für Gesundheit und Wohlbefinden. Für einen ethisch denkenden und fühlenden Menschen kann es daher auch keinen Zweifel daran geben, dass eine Ernährung, die auf Leid und Vernichtung aufgebaut ist, niemals auf Dauer zu Glück und Gesundheit führen kann, eher zu Krankheit und Not.

Vegetarisch essen – Fleisch vergessen.
Aber richtig.

Bildnachweis:

Aprikosen S. 31: © Malyshchyts Viktar/fotolia.com
Aprikosen S. 46: © timUR/fotolia.com
Auberginen S. 47: © Natika/fotolia.com
Avocado S. 33: © Dionisvera/fotolia.com
Bananen S. 36: © Andrey Starostin/fotolia.com
Bärlauch S. 48: © Twilight Art Pictures
Blumenkohl S. 29: © Africa Studio/fotolia.com
Brokkoli S. 33, 37: © PhotoEd/fotolia.com
Brokkoli S. 46: © EM Art/fotolia.com
Champignons S. 24, 47: © valeriy555/fotolia.com
Champignons S. 29, 33: © nikitos/fotolia.com
Erdnüsse S. 26, 29: © Popova Olga/fotolia.com
Fenchel S. 37: © photocrew/fotolia.com
Gemüse S. 30: © Lsantilli/fotolia.com
Gemüse S. 34: © monticello/fotolia.com
Grünkohl S. 34, 37: © eyetronic/fotolia.com
Grünkohl S. 46: © Silencefoto/fotolia.com
Haferflocken S. 38, 41, 43: © Timmary/fotolia.com
Hefe S. 44: © Andrzey Tokarski/fotolia.com
Hirse S. 43: © george_foto/fotolia.com
Hülsenfrüchte S. 23, 41:
© Janine Fretz Weber/fotolia.com
Kakao S. 44: © Christian Jung/fotolia.com
Karotten S. 31, 46: © Natika/fotolia.com
Kartoffeln S. 26: © Natika/fotolia.com
Kartoffeln S. 36: © Serhiy Shullye/fotolia.com
Kirschen S. 47: © Natika/fotolia.com
Knoblauch S. 48: © Schlierner/fotolia.com
Kohlrabi S. 48: © osztya/fotolia.com
Kohlsorten S. 48: © Sergei Velusceac/fotolia.com
Kümmel S. 49: © marilyn barbone/fotolia.com
Kürbis S. 31: © Malyshchyts Viktar/fotolia.com
Kürbiskerne S. 43: © areif/fotolia.com
Leinsamen S. 43: © Marina Lohrbach/fotolia.com
Leinsamen S. 49: © Photocrew/fotolia.com
Linsen S. 26, 37, 40: sil007/fotolia.com
Linsen S. 36: © Andrey Starostin/fotolia.com
Mangold S. 29, 43: © nito/fotolia.com
Mangold S. 34, 37: © J F Gicquel/fotolia.com
Mangold S. 38: © Alain Wacquier/fotolia.com
Mangold S. 43: © nito/fotolia.com
Minze S. 49: © ExQuisine/fotolia.com
Muskatnüsse S. 49: © volff/fotolia.com
Nüsse S. 23, 40, 44: © Martyn Capewell/fotolia.com
Nüsse S. 33, 38: © Valentina R./fotolia.com
Nüsse S. 37, 39: © Africa Studio/fotolia.com
Nüsse S. 43: © womue/fotolia.com
Obst mit Apfel, Kiwi S. 30: © Lsantilli /fotolia.com
Obst mit Trauben S. 30, Obst S. 34:
© alinamd/fotolia.com
Olivenöl S. 33: © Angel Simon/fotolia.com
Petersilie S. 37: © scis65/fotolia.com
Pfefferkörner S. 44, 49: © nuttapongg/fotolia.com
Pflaumen S. 44, 47: © margo555/fotolia.com
Pistanzien S. 43: © pixstock/fotolia.com
Rettich S. 48: © xiaoliangge/fotolia.com
Rosenkohl S. 33, 48: © Schlierner/fotolia.com
Rotkohl S. 47: © snyfer/fotolia.com
Schwarzer Tee S. 43: © unpict/fotolia.com
Sesam S. 37, 47, 49:
© Andrey Starostin/fotolia.com
Sonnenblumenkerne S. 23, 38, 47:
© Birgit Reitz-Hofmann/fotolia.com
Sonnenblumenkernöl S. 33:
© Silencefoto/fotolia.com
Spargel S. 48: © marrfa/fotolia.com
Spinat S. 24, 29, 36, 38, 46:
© margo555/fotolia.com
Tasse Kaffee S. 25: © coppiright/fotolia.com
Thymian S. 49: © margo555/fotolia.com
Tomaten S. 46: © Natika/fotolia.com
Trauben S. 47: © Africa Studio/fotolia.com
Vollkornbrot S. 24, 49:
© Lebe Gesund GmbH
Vollkornbrot S. 26, 38: © katyspichal/fotolia.com
Vollkornbrot S. 23, 25, 29, 41:
© Lebe Gesund GmbH
Vollkornbrot S. 43 und 44: © womue/fotolia.com
Vollkornbrötchen S. 29, 40:
© Lebe Gesund GmbH
Walnüsse S. 26, 29, 49: atoss/fotolia.com
Wassermelone S. 46: © Natika/fotolia.com
Weiße Bohnen S. 36: © M.studio/fotolia.com
Weizenähre S. 49: © Photocrew/fotolia.com
Weizenkeimöl S. 33: © HLPhoto/fotolia.com
Weizenkleie S. 43: © ExQuisine/fotolia.com
Zitrusfrüchte S. 49: © Larcobasso/fotolia.com
Zwiebel S. 47: © valeriy555/fotolia.com
Zwiebeln S. 48: © RichG/fotolia.com

Bilder Umschlag: Erde von oben: © JohnSwanepoel/fotolia.com;
Weizen, Gemüse; Getreidefeld S. 128: Archiv Gabriele-Verlag Das Wort

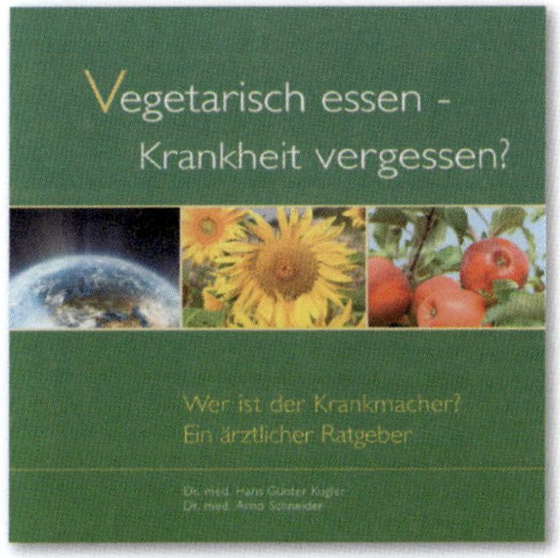

Vegetarisch essen - Krankheit vergessen?

Wer ist der Krankmacher? - Ein ärztlicher Ratgeber

Fleisch und Wurst sind Krankmacher - sowohl für den einzelnen Menschen als auch für die Ökosysteme des Planeten Erde. In diesem Buch werden verschiedene Fakten über die Fleischproduktion und ihre Konsequenzen für die Umwelt sowie der Anteil des Fleischverzehrs an verschiedenen Zivilisatonskrankheiten vorgestellt.

76 S., kart., ISBN 978-3-89201-287-0, Best.-Nr. S 453. Euro 9,80

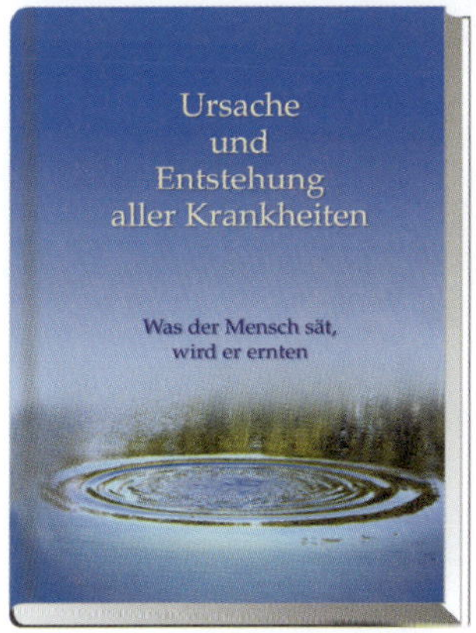

Ursache und Entstehung aller Krankheiten

Was der Mensch sät, wird er ernten

Diese umfassende Botschaft aus dem All schenkt detaillierte Kenntnisse über den Aufbau des Universums, über die Grenzbereiche zwischen Geist und Materie sowie über die Abläufe im Inneren des Menschen, die zu Krankheit oder zu Gesundheit führen.

Ganz gleich, ob es sich um die Auswirkung der Gedanken und Gefühle auf den Körper handelt oder um die Auswirkung der Störungen des Erdmagnetfeldes auf den Menschen oder darum, dass schädliche Parasiten und andere Krankheitserreger durch die Handlungsweise der Menschen selbst geschaffen wurden und werden - all das und vieles mehr bestätigt mittlerweile die Wissenschaft, was man vor fast 3 Jahrzehnten, als dieses Buch offenbart wurde, noch für undenkbar hielt.

336 S., geb., ISBN 978-3-89201-213-9, Best.-Nr. S 117. Euro 18,00

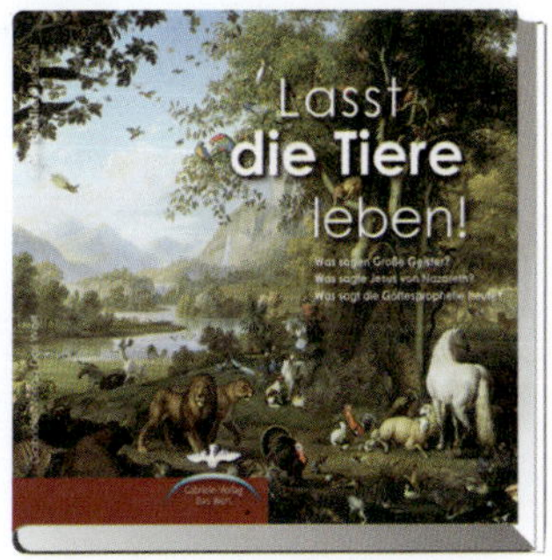

Lasst die Tiere leben!

Was sagen Große Geister? Was sagte Jesus von Nazareth? Was sagt die Gottesprophetie heute?

Apokryphe Schriften zeigen, dass Jesus von Nazareth und die Apostel sich fleischlos ernährten. Auch die frühen Gottespropheten sprachen unmissverständlich gegen den Tiermord. In diesem Buch sind Zitate großer Geister gesammelt, von Pythagoras bis hin zu berühmten Zeitgenossen, sowie Aussagen der großen Gottesprophetie heute, gegeben durch Gabriele. Sie alle plädieren für eine geistige Evolution der Menschheit: die Ehrfurcht vor allem Leben.

108 S., kart., mit Farbbildern, ISBN 978-3-89201-327-3, Best.-Nr. S 461. Euro 9,90

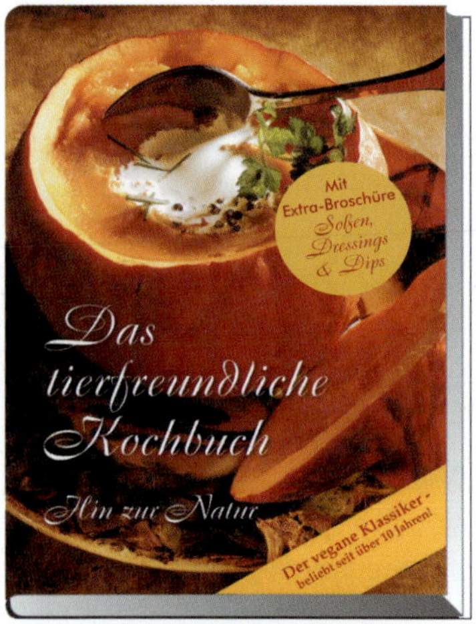

Das tierfreundliche Kochbuch

Hin zur Natur

Der vegane Klassiker seit über 10 Jahren! Wie Sie mit gesunden Zutaten - z.B. mit vielen Gemüsesorten und Früchten, Reis und Nudeln - ohne Fleisch oder andere tierische Produkte leckere Gerichte auf den Tisch bringen können, erfahren Sie in diesem Buch mit praktischen Schritt-für-Schritt-Anleitungen. Mit vielen Ideen für eine abwechslungsreiche Küche: deftige Kürbisspezialitäten, italienische und weitere internationale Gerichte, Salate, Reisgerichte, Backrezepte ohne Milch und Ei, süße Speisen ... Gesundheit, Genuss und Tierliebe sind in diesem Buch vereint!

208 S., geb., inkl. Extra-Broschüre „Soßen, Dressings und Dips"

ISBN 978-3-89201-143-9, Euro 24,00

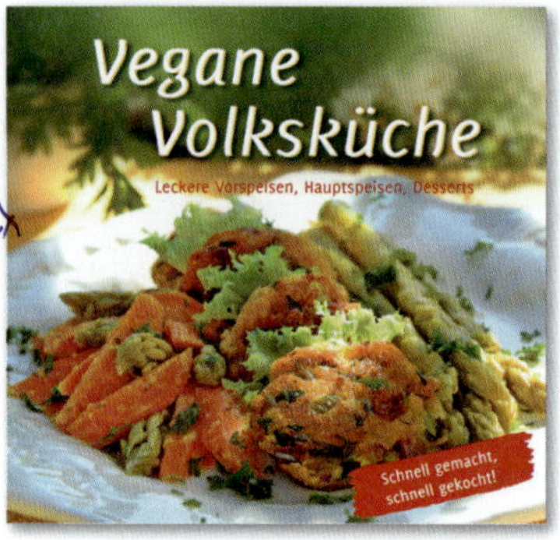

Vegane Volksküche

Leckere Vorspeisen, Hauptspeisen, Desserts

Schmackhafte Gerichte - ohne Tierleid! Ganz gleich, ob Sie schon lange fleischlos essen und eventuell in der veganen Küche bereits versiert sind, oder ob Sie gerade Ihre ersten Erfahrungen sammeln - mit diesem Kochbuch haben Sie eine echte Hilfe zur Hand.
Eine reiche Auswahl an herzhaften Rezepten, schnell gemacht - schnell gekocht, aus der beliebten TV-Sendereihe „Vegetarische Volksküche": Kochen mit Freude und Genuss. Mit diesem Kochbuch zaubern Sie in kurzer Zeit auch nach einem arbeitsreichen Tag eine schmackhafte und leckere Mahlzeit!

168 S., kart., mit QR-Codes! ISBN 978-3-89201-355-6. Euro 19,90

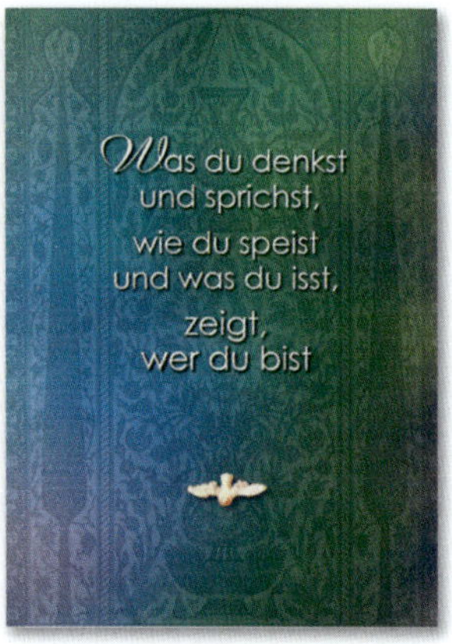

Was du denkst und sprichst, wie du speist und was du isst, zeigt, wer du bist

Was die Seele an Positivem und an Negativem in sich trägt, das zeigt der Mensch im Äußeren: in seinem Denken und Sprechen, in seiner Gestik und Mimik, beim Speisen, in der Gestaltung seiner Kleidung, seiner Wohnung - in seinem gesamten Leben.

136 S., kart., ISBN 978-3-89201-304-4. Euro 9,80

Gerne übersenden wir Ihnen gratis unser Gesamtverzeichnis sowie Leseproben zu vielen Themen.

Gabriele-Verlag Das Wort GmbH, Max-Braun-Str. 2, 97828 Marktheidenfeld
Tel. 09391/504135, Fax 09391/504133. www.gabriele-verlag.de